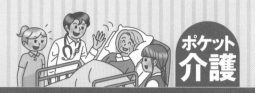

ポケット介護

［みんなで支える］

在宅医療

「その人らしさ」に寄り添い、
地域での暮らしを支援

桜新町アーバンクリニック
在宅医療部
編著

技術評論社

はじめに
Introduction

　この本を手に取った方は、ご家族あるいはご自身の病気や障害に対して、これからどう向き合っていけばよいのだろう、この先どんな生活や人生になっていくのだろう、そんな不安や困難さを感じておられるのかもしれません。人生100年時代といいますが、高齢になるとカラダやアタマの機能が低下してきて、歩くことや食べることなど基本的な生活の営みがむずかしくなっていく。あるいはがんや脳卒中、心臓病などの病気の進行により、症状で苦しむことが増えたり、治療を続けること自体が苦痛になったりしていく。生き物である人間の身体は複雑で、機械のように部品を交換できるわけでないので、いくら医療が進歩しても治らない病気や命の終わりを受け入れざるをえないのは、自然なことではあるものの、心は穏やかではいられなくなるでしょう。

　しかしたとえどんな状況でも、人は希望を見いだすことができますし、幸せを感じることができる。私たちは在宅医療を通じて、そんな生き様やエピソードをたくさん経験してきました。病気や衰弱によりもたらされたこれまでとは違う状況に最初はとまどいながらも、長く暮らした環境に戻ったことで、今の自分のなかにもちゃんと自分らしさがあり、それを支えてくれる人たちがいることに気づかされる。そのことへの感謝や歓びを感じることが、今を生きる希望となっていく。やがて訪れる大切な家族を見送る瞬間にも、自宅で迎える最期には悲しみとともに達成感や納得感があり、その先の人生を歩んでいく力を得られたようなご家族も多くおられました。

日本でも昭和30年代までは、自宅で看取ることは普通のことでした。当時は実に8割以上の方が自宅で最期を迎えられました。現代では逆に病院のほうが大半となっていますので、家族を自宅で見送ったという経験をもつ方も少なくなってきました。それは、医療・介護従事者についても同じです。そのため、本人や家族が自宅で最期を迎えたいと希望されても、周りの人から「なぜ入院しないのか」と言われ、家族の気持ちはゆらぎ、不安になります。しかし医療的な見地では、終末期に病院に入院をさせ、本人が望まない点滴や胃ろうでの栄養補給を続けることは、むしろ身体に負担がかかり、その苦しみのなかで最期を迎えるということも往々にしてあります。

　本書では、比較的新しい医療の選択肢である在宅医療について、これまで私たちが実際に経験してきたさまざまな事例をご紹介しつつ、訪問医ってどうやって見つけるの？どうしたら始められるの？といった基本的な疑問にお答えしていきます。そして自宅で療養していくことを支えるしくみや急変時の対応、病院や地域の介護サービスとの連携など、在宅医療にまつわるすべてをわかりやすくご説明していきます。生活の場である自宅や施設での療養には、医療だけでは不十分で、不自由な生活を支えてくれる看護や介護などさまざまな専門職種によるサポートが必要です。もちろんご本人だけでなく、介護なさる家族へのケアも欠かせません。

　生活といってもひとりひとり住む家も違えば、暮らし方もそれぞれ、取り巻く家族関係もさまざまです。そんななかで在宅医療が大切にしているのは、それぞれのスタイルに寄り添うこと。病院医療では、集中的効率的な治療を行うために病院のルールに合わせていただきますが、在宅医

療では、逆にその方の生き方や価値観、暮らし方に医療側が合わせていきます。病気や衰弱によりこれまでのような暮らし方がむずかしくなり、不安やトラブルが増えていくことで損なわれていく「その人らしさ」こそ、在宅医療が大切にしていることなのです。たとえ病気が治せなくても、衰弱や障害からの回復が困難でも、見放さない医療やケアがあることで、その先の人生を続けていける。入院患者の7割が高齢者である昨今、治療して治すことだけをめざす病院医療とは違う医療観が求められています。

　本書を通じて、在宅医療がめざしている「その人らしさを支える医療」とはどういうものなのかを擬似体験していただくことで、おひとりおひとりが望む自分らしい療養のカタチを想像したり、大切な家族のために新しい希望を見いだしたりしていただければ幸いです。

2021年8月　遠矢純一郎

在宅医療って どんなもの?

病気になっても、身体が思うように動かなくなっても、住み慣れた家で大切な人と気ままに暮らしたい。そんな願いをかなえるのが在宅医療です。

次のような困りごとがあっても在宅で療養生活を送ることはできます。

- 最近よく転ぶようになった。買い物の荷物を持つのが大変になってきた
- 病院のルールにしたがうのは苦手。でも、ひとり暮らしで助けてくれる人がいない
- 親の物忘れが最近ひどく、予約日にかかりつけ医を受診できない
- 残り少ない人生の最後を自宅で過ごさせてあげたい

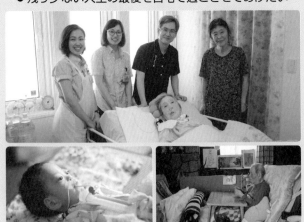

病気と共存する人の生活を支える

在宅医療では患者さんの生活が中心です。ケアマネジャーが作成した計画にもとづいて訪問介護や訪問看護、訪問リハビリ…と、多岐にわたったサービスを自宅で受けられます。その生活のなかで医師や歯科医師は他職種と連携しながら定期的に診察し、生活に即した治療計画を立てたり、緊急時の対応を行ったりしています。

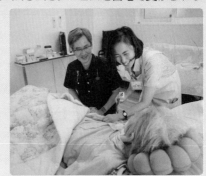

家に帰りたい希望をかなえる

がん疼痛コントロールが必要、人工呼吸器や胃ろう、気管切開中、点滴や酸素吸入をしている——。医療依存度が高い人、どんな病気の人でも家に帰りたい希望があれば、在宅医療は対応できます。超高齢社会を迎え、在宅医療を広く支えるシステムが各地域で整えられています。そのシステムは患者さんだけでなく、家族のサポートも可能にしています。

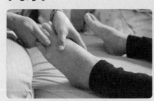
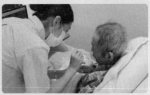

在宅医療を支える プロフェッショナルたち

在宅医療を実現するには、医療・介護・保健・福祉の連携が不可欠です。これら多くの職種のスタッフたちが患者さんや家族に対する目標を共有し、互いの役割を明確にして業務にあたることを多職種連携といいます。

本書の第4章では、各種サービス内容とともにそれらにかかわる専門職を詳しく説明していますが、ここでは在宅医療を支える「その道のプロ」たちの活躍シーンを写真とともに紹介します。

訪問医

地域の介護系事業所、訪問看護ステーション、地域包括支援センターなどと連携しながら、患者さんの医療や療法方針を調整する役割を担います。病気の管理はもちろん、緩和ケア、認知症ケアにも経験をもち、なんでも相談できるかかりつけ医です。

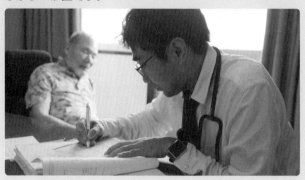

訪問看護師

患者さんの自宅や介護施設などを訪問し、医師の指示にしたがって必要な診療の補助や療養生活の世話をするのが訪問看護師です。患者さんだけでなく家族もサポートしたり、医師やケアマネジャーに対して情報提供をしたり、サービス調整を提案したりする在宅医療のハブを担います。

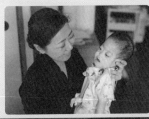
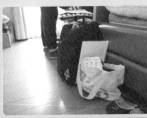

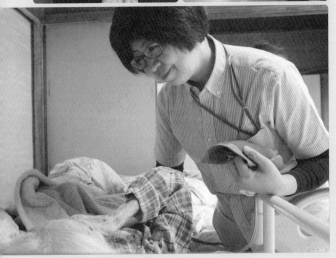

訪問薬剤師

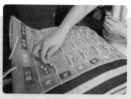

「錠剤が大きくて飲みづらい」「薬の量が多すぎる」「つい飲み忘れてしまう」。在宅医療で発生する薬の問題や困りごとに対して、保険薬局の薬剤師が自宅に薬を届け具体的なアドバイスを提供したり、主治医に対して提案したりしてくれます。

管理栄養士

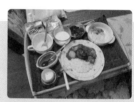

食生活や栄養に関するプロフェッショナルであり、病気や栄養状態、嗜好や生活に合わせた食事方法やメニューなど訪問栄養指導を行うのが管理栄養士です。病院食のメニューを管理するのと同様に、在宅医療でも管理栄養士が栄養計画を立て、食品や調理方法への助言をしてくれます。

PT・OT・ST

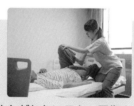

PTは理学療法士、OTは作業療法士、STは言語聴覚士の略称で、訪問リハビリテーションを担うリハビリの専門家です。在宅医療では、患者さんがしたいこと・回復させたい機能を目標に、ひとりひとりの生活や体力に沿ったリハビリを行っていきます。

ケアマネジャー

ケアマネジャー（介護支援専門員）は、介護保険を利用した各種サービスを在宅療養にとり入れる際のスペシャリストです。患者さんの生活状況や意向をきめ細かく観察・把握しながら最適なケアプラン（居宅サービス計画）を作成します。

在宅医療を開始するとき、病状が変化して介護サービスを

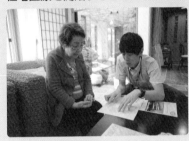

見直すときなど、在宅医療の節目で必要な調整を行うチームケアの司令塔でもあります。

ホームヘルパー

ひとりで在宅療養生活を送る患者さんはもちろん、介護を担う家族にも身近な存在がホームヘルパー（訪問介護員）でしょう。食事や入浴、排せつなど患者さんの介護、洗濯や掃除、買い物や調理など生活全般を支援してくれる頼もしいプロフェッショナルです。自費負担で幅広い生活援助

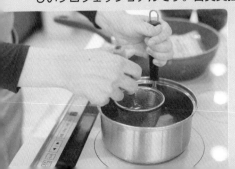

サービスを依頼できる保険外サービスもあります。

もくじ
Contents

在宅医療とは

桜新町アーバンクリニックは、東京都世田谷区を中心に在宅医療を行っている医療機関です。本章では、私たちが在宅医療を通じて構築・共有してきた「なぜ在宅医療なのか」「病院医療との違いは何か」を述べるとともに、在宅医療のスタート地点である退院前カンファレンスから在宅療養者の1週間、在宅医療に携わる医療・介護スタッフらの1日を、たくさんの写真とともに実際の在宅医療を見学しているかのように紹介します。

在宅医療がスタートしたらどんな生活を送るのか、スタッフたちは患者さんや生活にどう関与してくるのか。在宅医療とともに過ごす日常生活を想像してみてください。

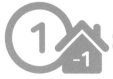

なぜ在宅医療なの？

　日本は国民の4人に1人が65歳以上という世界一の超高齢社会となりました。そんななか、「加齢や病気などで身体が不自由になっても、好きなものに囲まれて、住み慣れた自宅での生活を続けたい」と、多くの人が希望しています。

　医師や歯科医師、看護師、薬剤師、リハビリテーションスタッフ、ケアマネジャー、ホームヘルパーなどの医療と介護の専門職がチームとなって「住み慣れた自宅での生活」を24時間対応で支える、そんな医療のかたちが「在宅医療」です。

最期は自宅で過ごしたい人が多い

　日本の医療は、公的な皆保険制度のなかで量・質ともに優れていると国際的にも評価されています。しかし、いくつかの問題点も指摘されています。たとえば、人口当たりの病床数の多さと入院期間の長さです。人口当たりの病床数はアメリカやイギリスの5倍、フランスの2倍、ドイツの1.5倍と非常に多く、入院期間もアメリカやイギリスの4倍、フランスやドイツの3倍の長さとなっています。この病床数の多さと入院期間の長さは、過剰な医療にもつながっていると指摘されていて、高齢化が進むなかで医療費の増大を招いているといわれています。

　「人生の最期の時間をどこで過ごしたいか」という調査に対して60%以上の人が住み慣れた自宅での生活を望んでいるという結果が出ていますが、日本の死亡者はその約

80%が病院で亡くなっていて、自宅や介護施設で看取られる人は約20%という低さです。近年、この割合が徐々に増えているものの、病院死の割合が50%を下回っているほかの先進国に比べると日本の病院死が非常に多いことがわかります。自宅での最期を希望していても実現できない。これも日本の医療のひとつの問題点です。

「治療」から 「生活の質の維持・向上」へ

今後ますます、高齢者や障害をもって生活していく人の割合も増えていくことで、医療の目的も「治療」から「生活の質の維持・向上」への転換が求められています。高齢者にとって不要な入院期間の長さは、身体機能や認知機能の低下を招き、退院後にもとの生活をすることがむずかしくなる一因になっています。

住み慣れたわが家で、できるだけ長く、最期のときまで暮らし続けられること。そんな「生活の質の維持・向上」を実現するのが「在宅医療」です。

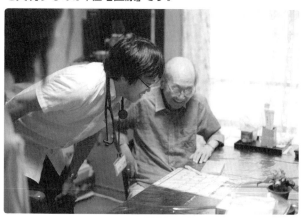

在宅医療とは

1

17

病院での治療が最善ではない

　高齢者の身体的機能の特徴、高齢者がかかりやすい病気やその特徴を挙げると次のようになります。

- ひとりで多くの病気をもっている
- 個人差が大きい
- 症状が非定型的である
- 水・電解質の代謝異常を起こしやすい
- 慢性の病気が多い
- 薬剤に対する反応が現役世代の成人と異なる
- 生体防御力が低下していて，病気が治りにくい
- 患者の予後が医療だけでなく，社会的環境に大きく影響される

　これらを総合すると、高齢者では複数の病気を抱えている人が多く、その病気の多くは慢性疾患と呼ばれるもので、治療を行っても完治するとはかぎらず、治療のゴールもわかりづらい特徴があります。

　入院して積極的な治療を行ってもよくなるとはかぎらず、

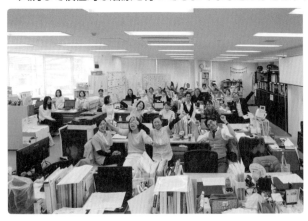

逆に入院生活がきっかけでリロケーションダメージ（住環境の変化がストレスとなって健康を害する現象）などから日常生活に必要な身体機能や認知機能が低下したり、別の病気になるリスクもあります。

　病院で治療することが最善と思い込んでいる人も多いのですが、実際には高齢者には必ずしもそれが当てはまりません。自宅での看取り覚悟で退院してきた患者さんが、自宅で生活を送るにつれて元気が出たという事例はよく聞かれるエピソードです。

病院は「治療」、 在宅は「生活を支える」

外来医療、入院医療、在宅医療

医療は受ける場所によって、「外来医療」「入院医療」「在宅医療」に分かれます。外来医療とは、診療所や病院に患者さんが定期的あるいは不定期に通って医療を受けるもの、入院医療は患者さんが病院や診療所に入院して医療を受けるもの、在宅医療は患者さんの自宅や施設で医療を受けるものと、ざっくり大きく分けられます。

診療所と病院

医療を提供する施設は法律で大きく、病院、診療所、助産所に分けられています。助産所は助産師が分娩の補助や妊産婦・新生児の保健指導を行う施設なので、ここでは除

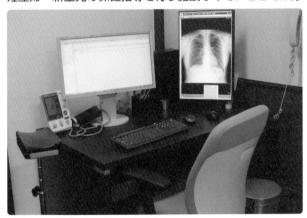

外して、診療所と病院はそれぞれ次のように定義されています。

| 診療所 | 外来のみ、または 19 人以下の患者を入院させるための施設 |
| 病院 | 20 人以上の患者を入院させるための施設 |

診療所は、医院とかクリニックと呼ばれることがあります。要は、診療所は入院設備がないか、あってもベッド数が19床までの医療施設、病院はベッド数が20床以上の医療施設となります。

 ## 病院と地域医療を使い分ける

病院と地域の診療所はその役割が異なるため、それらを理解して使い分けることが大切です。

病院は「治療」を目的とした場ですから、治療のために疾患や臓器ごとの専門の医療者がいて、検査や治療するための環境が整えられています。さらに専門性の高い医療を提供することを目的とした病院もあり、特定の病気などを治療するためには、そのような病院を受診することで治療の効果が期待できます。

しかし、高齢になってくると病気を完全に治すことがむずかしくなり、治療によるメリットよりデメリットのほうが大きくなることが少なくありません。複数の病気を抱えていて病気や臓器ごとに専門医や病院にかかっていると、自分の「主治医」として全体を管理してくれる人がいないため、結果的にたくさんの薬が処方されたり、希望する医療から徐々にかけ離れていったりすることもあります。遠方の病院の場合、高齢者にとって通院自体が大きな負担となることもデメリットといえるでしょう。

一方、身近な地域の診療所を「かかりつけ医」としても
つことには、「『自分のかかりつけ』として複数の病気をひ
とまとめに診てもらえる」「何か異常があったらいつでも
すぐに相談できる」などさまざまなメリットがあります。

　自分の生活圏にいるかかりつけ医とのつきあいが長くな
ると、自分の価値観や性格、生き方を理解してそれに合わ
せた健康管理や生活の提案もしてもらえるでしょう。高齢
で介護などが必要になったときには、地域の介護サービス
と連携して在宅療養をサポートしてもらうこともできます。

　病院で専門的な治療を受けながらも、身近な疾患につい
ては地域の診療所にかかるなど、2つを並行して活用する
こともできますので、じょうずに使い分けていきましょう。

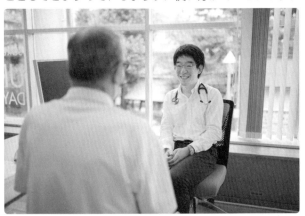

在宅医療の目的は
「その人の生活や人生の質をよくする」こと

　このように、地域に信頼できるかかりつけ医をもつこと
は重要であり、その延長線上にあるのが在宅医療です。病
院医療と在宅医療は何が違うのか、どう使い分けるのか、

病院医療と在宅医療の違いを表にまとめてみます。

	病院医療	在宅医療
目的	疾患の治療	生活の質の向上
療養の場	病院	自宅
対象	病気・臓器	人・生活
医療のかたち	医学モデル	生活モデル
医師	専門医	総合診療医
チーム	医療従事者	多職種ネットワーク

病院医療の目的は「疾患の治療」です、それに対して在宅医療は「病気とともに生きる生活を支える」が目的となります。在宅医療の対象は「臓器」ではなく「その人」であり、目的は医療処置による延命ではなく、残された時間をその人の意思に沿って生活できるように医療の面からサポートすることです。つまり在宅医療は「生活や人生の質をよくする」を目的にした医療といえます。

桜新町アーバンクリニックがめざす在宅医療とは

桜新町アーバンクリニックは東京都世田谷区で、地域のかかりつけクリニックとして外来医療と定期的に自宅を訪問して診療する訪問診療を行っています。外来では子どもから高齢者までを診ていて、たとえ高齢で通院できなくなっても、訪問診療に切り替えてその人の最期まで診ていきます。2021年現在で400人以上の患者さんに在宅医療を行っていて、1年間で160人以上の在宅での看取りをしています。

訪問診療だけでなく、訪問看護や訪問介護、訪問リハビリテーション、そして薬剤師、ソーシャルワーカー、ケアマネジャーなどの専門職約50人がひとつの拠点で協働し、

医療・介護トータルで在宅での療養生活をサポートします。

ひとりでも多くの人が
「自宅で過ごす」当たり前の生活のために

　病院では一口も食事がとれず、ひどく衰弱してしまった方が、自宅に帰ったとたん、びっくりするほど食欲や意識が回復する、という奇跡のようなことがしばしば起こります。しかし、それは奇跡ではなく、最も自分らしくいられる自宅での生活がもたらす当たり前のことなのかもしれません。

　一方、病気や身体の不自由さとともに暮らす自宅での生活には不安が伴いますし、少なからず家族への負担もあります。それらを医療・介護の面から支えて、コーディネートしていくことすべてが在宅医療です。そして24時間いつでも相談でき、必要に応じて医師や看護師が訪問してくれるのが在宅医療の最大のメリットなのです。

　病院ではよく、「こんな病状ではとても退院できない」という声を耳にしますが、患者さん本人や家族の「自宅に帰りたい」という気持ちさえあれば、在宅医療と地域の看

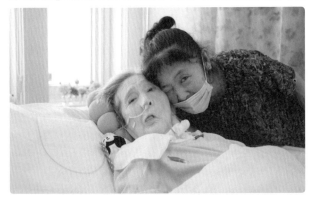

護や介護などのさまざまな職種のサポートを得ることで、ほとんどのケースで帰宅が可能になります。

　本書では、桜新町アーバンクリニックに在籍する経験豊富なさまざまな専門職が、患者さんや家族を支援するために培ってきた知識や技、在宅医療の日々の風景を多くの写真とともに紹介しています。これらから在宅医療の一端を感じ取ってみてください。

　ひとりでも多くの人が「自宅で過ごす」という当たり前の幸せを実現できること、これが当院のめざす在宅医療です。

1

在宅医療とは

1-3 在宅医療の長〜い1日

在宅医療は実際にどんなふうに行われているのでしょうか。ここでは桜新町アーバンクリニックを利用する患者さんの1週間、クリニックのスタッフらが送る日常風景、突発的に起こる特別な出来事などを、4つのシーン「退院支援（退院調整）」「日常療養支援」「急変時の対応」「自宅で迎える看取りの場面」として、ドキュメンタリータッチで追ってみました。

シーン❶ 退院支援（退院調整）

病院を退院して在宅医療に切り替える際、スムーズな療養生活をスタートできるよう退院支援（退院調整）が行われます。退院支援とは、病院での経過や行われた治療などの情報を在宅医療側に引き継ぎ、自宅療養で予想される問題点を調整・解消することです。

病院で患者さんの治療に携わる医師や看護師、在宅医療で患者さんを支える医療・介護スタッフらが一堂に会して行われる退院前カンファレンスや、ケアマネジャーが患者さんの退院後の療養場所となる自宅を訪れて、安全に生活できるよう環境調整を行う場面を紹介します。

退院前カンファレンス

入院患者さんが在宅医療への移行を希望する場合、医療や介護、日常生活全般の調整を目的に話し合う退院前カンファレンスが行われることがあります（▶p.79）。カンファレンスとは会議や協議という意味で、文字どおり、病院の会議室などに、患者さん本人や家族のほか、病院側の医師と看護師（病院スタッフ）、訪問診療を行う医療機関

の訪問医、看護師、ソーシャルワーカー、保険薬局薬剤師、ケアマネジャーなど(在宅療養支援診療所スタッフ)が集まって話し合うのです。

　初夏のある日、進行胃がんのため入院治療していた患者Sさんとその奥さん、病院側からは主治医と退院調整看護師、担当の看護師の3人、在宅療養支援診療所からは訪問医、訪問薬剤師、訪問看護師、ソーシャルワーカー、ケアマネジャー各1人の計10人が出席した退院前カンファレンスが行われました。

大きなテーブルを囲んで会議が始まった

　病院の会議室に集まった10人。病院スタッフは壁際に、在宅療養支援診療所スタッフらは大テーブルの向かいに着席。Sさん夫婦はテーブルの短辺側に座ります。テーブルに置かれたディスプレイには、Sさんのレントゲン写真やCT画像が表示されています。

　両スタッフとも初顔合わせとあってやや固い表情。Sさん夫婦も初めての体験に緊張しているようすです。

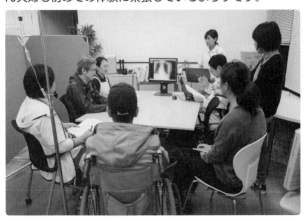

患者さんの病状や生活状況を報告

　病院側の退院調整看護師の進行でカンファレンスが始まりました。

　「はじめまして！」。まずテーブルのはしから順番にあいさつと自己紹介です。Ｓさんの情報提供書、検査結果が配られ、それをもとに主治医がＳさんの病状と現在行っている治療内容を説明していきます。リハビリテーションもあわせて行っている患者さんなら、理学療法士や作業療法士などからリハビリの内容説明をすることもあります。

　次いで、病院の担当看護師からＳさんの食事や排せつなど生活状況を説明。Ｓさんの場合、長時間の歩行が困難なため、病院内では車いすによって移動していることなども報告されました。

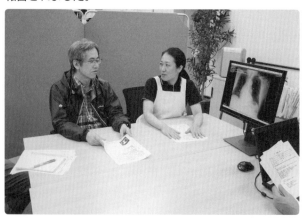

在宅での治療や介護内容が議論される

　在宅療養での医療処置に議題が移りました。Ｓさんは病院で、１日４回の点滴注射、毎食後に薬を内服しています。自宅で４回もの点滴注射をＳさんや奥さんが行うのは負担

が大きすぎます。そこで点滴注射は痛み止めとして使っていたため、同じ種類の坐薬に変更できないか病院スタッフにかけあい、残りの入院期間で試してもらえることになりました。食欲がなく、薬を飲むこともつらい状態であったため、必要最低限に減らすと1日1回2錠になりました。

急性期（病気のなり始めの時期）治療が主の病院では、日勤・夜勤看護師の対応で数時間おきの投薬が可能でも、医療スタッフが常駐しない在宅医療では現実的ではありません。その場合、不可欠な治療、家族でもできる処置、省いても大丈夫な薬など、在宅医療の経験、介護家族の協力度合いなどもにらみながら、在宅療養で実行可能なシンプルなかたちを模索していきます。

退院前カンファレンスは退院の1週間前くらいに行われることが多いので、この結果にもとづいて訪問看護の回数を決めたり、自宅での療養開始に間に合うよう医療機器や薬を手配したりもします。

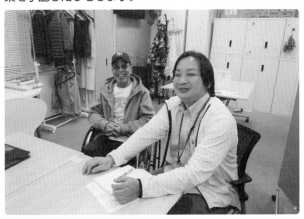

①
在宅医療とは

自宅での療養生活のイメージがつかめました！

　長時間の歩行が困難だというSさん、自宅室内の移動、入浴やトイレなども配慮が必要そうです。病院で入浴介助を受けていた患者さんなら、家族や訪問看護師の介助で自宅のお風呂に入浴可能なのか、ひとりで座っていられる体力すらない場合は、ベッドに寝たままの人でも使える訪問入浴サービスの利用も検討します。

　退院のめどが立ったとき、自宅での生活になんらかの手助けが必要とわかった時点で、病院のソーシャルワーカーが介護保険の申請やケアマネジャーの調整を行います。申請結果を待てない緊急時には暫定的な計画で動き始めます。住宅事情に合わせて、段差の解消や手すりの設置といった介護保険を利用した住宅改修や、福祉用具のレンタルを検討することも決まりました。

　約1時間の退院カンファレンスも終わりに近づき、「私たちがお支えします、次はご自宅でお会いしましょう！」と訪問医。緊張と不安でいっぱいだった奥さんの表情にようやく笑みが浮かびます。

　「安心しました！　お父さん、お話を聞けてよかったわね」

療養環境調整

　患者さんの退院が近づくと、多くは退院前カンファレンスを実施した後、担当ケアマネジャーが患者さんの自宅を訪問し、介護する家族へのヒアリング、療養の場所となる自宅室内を実際に観察するのが療養環境調整です。退院前カンファレンスで明らかになった病状や療養状況を念頭においての実地検証ともいえるでしょう。

患者さん本人の前では聞けない家族の本音や意見を聴取したり、家族構成や家族の職業、生活パターンを調査して在宅療養に必要な介護サービスを検討したり。快適な在宅療養生活を送るうえで欠かせないプロセスです。

退院患者を自宅に迎える準備と対策

ある日の夕方、ケアマネジャーが訪れたのは、1週間後に退院し、在宅医療を始める予定の患者Kさんの自宅。パーキンソン病が進行しており、福祉用具をレンタルする会社の担当者にも同行してもらいます。

ご主人に案内されたリビングで、本日の訪問の目的を説明します。「先日、お会いしましたね！」。ケアマネジャーは退院前カンファレンスに同席したご主人とは面識があるので、話もスムーズに進みます。

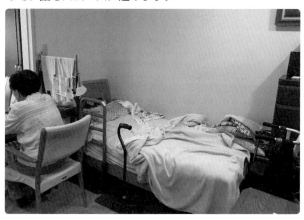

福祉用具のレンタルで在宅療養に適した住まいに

玄関～廊下～リビング～キッチン～Kさんの居室～浴室～トイレ。ご主人の案内で居住環境、生活動線を確認して

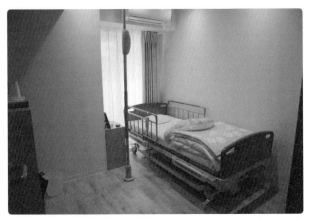

介護ベッドをどこに置くかは、家族とのコミュニケーションや快適な療養生活を送るうえで重要なポイント

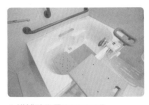

入浴補助用具のいろいろ

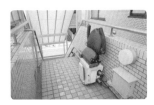

階段を安全にのぼりおりするための（家庭用）階段昇降機

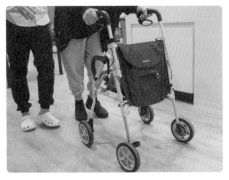

歩行車もレンタルできる

いきます。Kさんは自力での移動はかろうじてできるものの、トイレなどの立ち上がりが困難になってきていると退院前カンファレンスで共有されていたので、手すりをトイレと洗面所に設置することに。住宅改修を利用した手すりの施工には時間がかかるため、天井と床で突っ張るタイプの手すりのレンタル利用を検討します。担当者には、天井高や室内の色調に合わせたタイプを提案してもらいます。

　同居がご主人だけという事情から、Kさんが療養するベッドは寝室ではなくリビングに設置して、電動で角度を調整できる介護ベッドをレンタルすることにしました。

家族構成や介護力を想定した療養環境をつくる

　離れて暮らす娘さんが1か月に数回やってきて掃除や家事をしてくれる以外は、現在ひとり暮らしのご主人。Kさんが退院してからの主介助者はご主人のようです。

　Kさんは、トイレまで毎回移動して用を足すことは疲労も大きく、間に合わないことも出てきましたが、できるだけトイレに行きたいと希望していました。そこで、在宅医療開始当初から訪問介護を利用して、トイレ介助と陰部洗浄を依頼することにしました。

　患者さんの病状が変われば必要な介護サービスも変わります。ケアマネジャーはこうした自宅訪問を必要に応じて行い、病状や生活環境の変化に合わせて適切なケアプランを見直して、適切な療養環境の構築に努めます。

在宅医療とは

1

医療や介護は一日一日の積み重ね。患者さん本人や家族の自宅療養生活、医療・介護スタッフたちの在宅療養支援は24時間365日尽きることがありません。

この日常的な療養支援が日々、どのような体制や内容で行われているのか、ここでは在宅医療を利用している患者さんの1週間と、それを支える在宅療養支援診療所の医師と看護師、訪問看護や訪問介護、デイサービスでのようすを紹介します。

利用者の1週間

Hさん(85歳、男性)は、5年前の冬に突然食事がとれなくなり、その後、転倒して起き上がれなくなったため救急搬送されました。肺炎と尿路感染症の診断で入院し、抗生剤の点滴治療で改善しました。入院時の精密検査で膀胱に腫瘍があることも判明しましたが、積極的な治療は希望しなかったため3週間で退院となりました。

入院によって日常生活に必要な身体機能や認知機能が低下したことを受けて、退院後から在宅医療導入となりまし

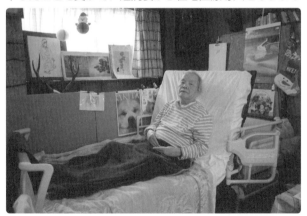

た。導入後も尿路感染症を繰り返し、そのたびに自宅で点滴治療をして持ち直してきました。しかし、退院当初は家族の介助でトイレまではなんとか歩けていたものの、歳を重ねるとともに少しずつ体力が低下し、歩くことはむずかしく、最近ではほとんどベッド上での生活を送っています。

現在は要介護5で、デイサービスと訪問看護、訪問介護を利用して日々を送っています。ときにショートステイを利用することもあります。

● 月曜日：訪問診療利用（▶p.124）

週始まりの今日は曇り空。月2回の訪問診療の日です。午前11時に桜新町アーバンクリニックから訪問医の遠矢医師と看護師がペアで自宅にやって来ました。

週末はお寿司を食べたこと、昔、教員として仕事をしていたときのことなどを遠矢医師と雑談しながら、看護師が体温、血圧、脈拍、酸素飽和度といったバイタルサインを測定し、記録用紙に記載していきます。その値を聞いた遠矢医師は、体調に関する困りごとを聞きながら聴診器で呼

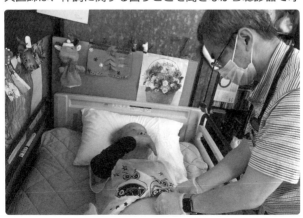

吸や腹部の音を聴き、手でHさんに触れて全身のようす
が前回と変わりないか確認していきます。

　Hさん自身は元気だと思っていますが、最近食欲にむら
があることが家族には心配です。奥さんや娘さんが工夫を
こらした食事をつくって持ち直しているとのこと。尿路感
染症を繰り返しており、膀胱に腫瘍もあるため、排せつ状
況も問診しました。これまでどおり、飲水励行してもらい、
尿路感染症予防に努めるよう話しました。

　遠矢医師はスマートフォンでカルテを見ながら、本日分
の処方せんに必要な薬剤を記入して家族に渡しました。

　診療時間は20分ほど。再来週の月曜日の訪問時間を確
認して、今日の診療は終わりです。

　Hさんの自宅を出ると、遠矢医師はケアマネジャーに連
絡し、自宅では食事量がまちまちであることを情報提供し、
デイサービスでのようすをヒアリングしました。すると、
最近むせることがあるとわかり、食事形態や食べ方を見直
す必要がありそうです。事務所に帰ってから訪問看護担当
の尾山看護師とも情報共有しました。

● 火曜日：デイサービス利用（ ▶p.170）

　デイサービスは、可能なかぎり自宅で自立した日常生活
を送ることができるよう、機能訓練を図ったり、ほかのサー
ビス利用者との交流を通じて孤立化を防いだりする目的で
提供される通所介護サービスです。また、自宅外でのサー
ビス提供なので、介護にあたる家族の負担の軽減なども目
的です。

　朝9時、デイサービスから迎えのワゴン車がやって来ま
す。いつもの介護スタッフの介助で乗り込んだ車中ではす
でにHさんの気持ちがはしゃぎます。自宅での療養生活

が始まって、近所の人たちとのやり取り、友人との交流が
めっきり減ったHさんにとって、デイサービス仲間やス
タッフとの雑談、一緒に食べるランチは何よりの楽しみな
のです。

　ほどなく世田谷区内にあるデイサービスセンターに到着。
バイタル測定と水分補給をすませ、創作活動に取り組みま
す。Hさんはもともと趣味で絵を描いていました。目の前
に置かれた花びんを観察し、全体の調和をみながら色鉛筆
を使い分けて画用紙にスケッチしていきます。

　熱中していると時間を忘れ、あっという間に入浴タイム。
大きな浴槽で手足を伸ばして入浴できるのは本当に快適で
す。入浴介助のスタッフもついているので安心です。

　さっぱりしたらお待ちかねの昼食。この日のメニューは
焼き鳥丼、焼きなす、きゅうりとたこの酢の物、赤だし。
いろいろな食材を少しずつ楽しめて美味でした。

　午後はカラオケ、学習レクリエーション、書道などの創
作活動、機能訓練、いろいろメニューが選べます。Hさん
は座ってできる体操や輪投げ、ボウリングといったレクリ

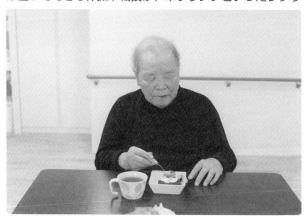

エーションに励みました。

　3時のお茶の時間には、紅茶とロールケーキをいただき、いつものメンバーとたわいもない話で盛り上がります。大切な時間ですが、少しお疲れのようでときおりうとうとしています。そうこうするうちに午後4時、サービス終了となりました。

　朝同様、自宅までデイサービスのワゴン車で送ってもらいます。「またな！」「また来週会いましょう」。お別れの言葉を交わします。奥さんが自宅玄関前で待っていてくれました。Hさんがデイサービスを利用している間、奥さんもリフレッシュできたようで表情も晴れやかです。

● **水曜日：訪問介護利用**（ ▶p.139）

　午後2時、顔なじみのホームヘルパーの大川さんが自宅にやってきました。大川さんはHさんの担当になってもう2年経ちます。今日も元気に「Hさん、調子はどうですか？」と声をかけます。30分という短い時間で口腔ケア

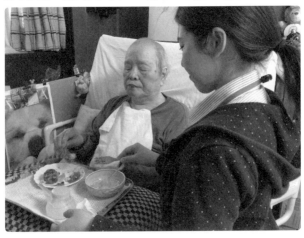

や陰部洗浄、思うように身体を動かせないHさんが楽に休めるように体位を整え、奥さんの相談にも乗ります。

高齢の奥さんはHさんの身体が冷えすぎないようについ掛け物を多くしたり、エアコンの温度を高めに設定していました。大川さんはそれを否定せずに適切な方法を教えたり、尿もれが頻発していたため、尿取りパッドの当て方を試行錯誤して奥さんの体力でもできる方法を考えたりと、熱心にかかわるなかで奥さんからも信頼を得ています。訪問介護は週3回利用しています。

● 木曜日：訪問看護利用（ ▶p.132）

午前11時、訪問看護ステーションから尾山看護師が自転車でやってきました。大きな訪看バッグを背負ってとても重そうです。バッグの中身は聴診器やバイタルセット、ケアで使うビニール手袋やエプロンのほかに、ガーゼやテープといった処置グッズ、爪切り・爪やすりといった爪ケアグッズなどさまざまです。Hさんは最近、誤嚥するこ

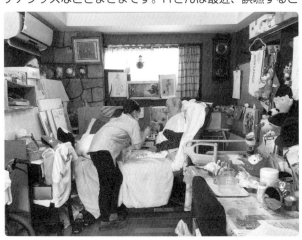

在宅医療とは

とが増えており、尾山看護師の今日の訪問目的は昼食の介助と、それにまつわるケアです。

　朝が遅いHさんは尾山看護師の訪問時はまだうとうとしています。尾山看護師はバイタルサインを測ったり、床ずれが治ったばかりのかかとの皮膚を観察したりしながらHさんのタイミングを待ちます。そして、チャンスを逃さずに声をかけました。「一緒に『枕草子』を読みましょう！」。『枕草子』の冒頭部分を大きな文字で書き起こした用紙をHさんに見えるように広げます。食事前の嚥下訓練として、Hさんと一緒に発声をするのです。Hさんはかつて国語教師だったので、すらすらと読み上げてくれました。

　Hさんはすっかり覚醒して、いよいよ昼食にとりかかります。今日のメニューは奥さん手づくりのグラタン、ポトフ、キウイフルーツです。時間はかかりましたが、ほとんど完食。口腔ケアを行って食事は終了です。

　訪問時間は60分。奥さんに、食材の大きさや柔らかさが本人に合っていたことをフィードバックして、尾山看護師は次の訪問先へ向かいました。

● 金～月曜日：ショートステイ利用（▶p.167）

Hさんの地方の実家での法事に出席するため、奥さんは金曜日から自宅を空けなくてはいけません。移動に介助が必要なHさんは交通機関利用に不安があるので、やむなく留守番することになりました。

とはいえ、3日もHさんを自宅にひとりにしておくのを不安に思った奥さんは、ケアマネジャーに相談し、ショートステイ（短期入所生活介護）の利用を検討。前もって利用を予約していたのでした。

昼間の利用が原則のデイサービスと比べて、ショートステイは泊まりで利用できるのが大きな違い。都合で家族が家を空けなければいけない期間に一時的に利用する一般型ショートステイのほか、医療型ショートステイといって、医療依存度の高い人やリハビリテーションを行う人が短期間入所し、生活支援と介護が受けられるサービスもあります。

初めてのショートステイ利用とあって緊張気味のHさんでしたが、朝食、昼食、夕食はおいしく、広いお風呂に

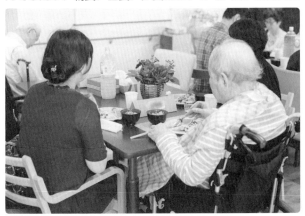

ゆったりつかることができました。施設スタッフもほどよい距離感で接してくれるので、安心したようすです。

　3泊4日のショートステイ利用最終日の月曜日夕方。今晩には奥さんが法事から自宅に戻ってくる予定です。奥さんと囲む夕食は、ふるさとのようす、親戚や知人の近況に花が咲くことでしょう。

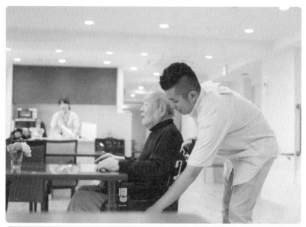

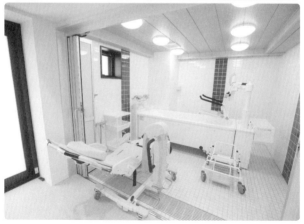

訪問診療を担う訪問医の1日

　在宅医療を支える医療スタッフの日常はどうなっているのでしょうか。桜新町アーバンクリニックの在宅医療部で働く五味医師の1日をリポートします。

午前8時50分：出勤／始業のカンファレンス

　事務所に出勤後、昨晩の緊急コールや往診についての情報共有のためのカンファレンスを毎朝30分程度、約20人のスタッフたちと行います。400人強の患者さんの状態を確認する大事な場です。

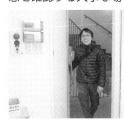
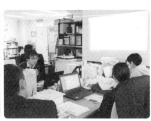

午前9時45分：訪問診療に出発

　担当の同行看護師とドライバーの3人1組で診療に出発です。午前中は5件の患者さん宅を回って診療を行います。

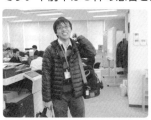
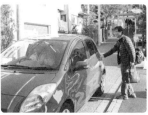

午後1時：昼食後、午後の訪問診療再開

　慌ただしく昼食をとった後（コンビニエンスストアで弁当を買って車中や屋外で昼食をすませることも少なくありません）、午後の診療を再開します。午前に5件、午後に5件、1日10件が平均的な訪問件数ですが、訪問予定外の患者さんから緊急コールが入ったりすると緊急往診で駆けつけたりもします。

　移動の車中では、ボイスレコーダーに診療内容を録音していきます（あとで専門のスタッフが文字起こしをしてくれます。桜新町アーバンクリニックでは効率化のためにこうしたディクテーションによるカルテ入力、スマートフォンによるカルテ閲覧や処方せん発行、スタッフ間の連絡などにICTを活用しています）。同行看護師と次の患者さんの情報共有をしたり、連携しているケアマネジャーに電話をして患者さんの情報を伝えたりもしています。

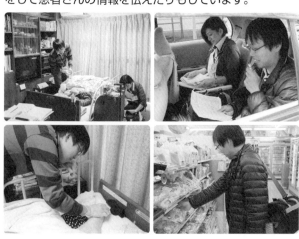

午後5時すぎ：診療終了と終業のカンファレンス

診療を終えて事務所に戻るのはだいたい午後5時すぎ。自席の机の上にたまった保険薬局や訪問看護ステーションからの報告や、退院予定の患者さんの検査結果などのファクシミリに目を通し、書類を作成します。事務所のほぼ全員が戻ったタイミングでカンファレンスを行います。

午後6時30分：業務終了

その日の夜間のコール担当に申し送り、夜間対応に備えます。夜間のコール担当は当番制で、当番でない日は完全オフです。帰宅して、明日への英気を養います。

これにて本日の業務終了。お疲れさまでした。

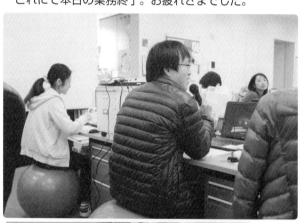

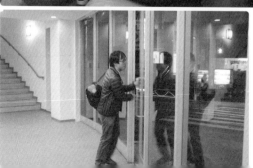

訪問看護を担う訪問看護師の１日

　訪問看護は訪問看護ステーション（事務所）を拠点に、訪問看護師が利用者の自宅を訪問して看護を行うサービスです。桜新町アーバンクリニックの在宅医療部で働く國居看護師の１日を追いました。

午前９時：出勤／朝カンファレンス

　毎朝行われるカンファレンスでは、夜間の申し送りや今日１日の動きの確認をします。夜間に緊急コールがあった患者さんへは、フォローの電話をするなどもします。

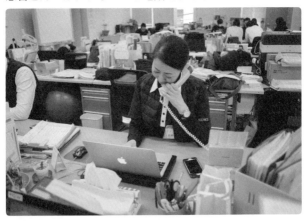

午前10時：定期の訪問看護１件目

　約束の訪問看護時間に間に合うよう、訪問看護師たちが事務所を続々と出発していきます。訪問先へは自転車で向かうので、真夏の暑い日は熱中症と日焼け対策、冬の寒い日は防寒対策、雨の日は雨具を着用します。

　１件目は浮腫の強い患者さんを訪問。服薬カレンダーの

ポケットに1週間分の薬をセットします。むくみが強い足をリンパマッサージしたところ、気持ちよさそうです。患者さんの笑顔に出会えたとき、患者さんと平穏な日常を共有できたとき、患者さんの大事なものを知ることができたときは、とてもうれしくやりがいを感じます。

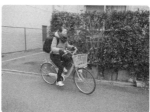

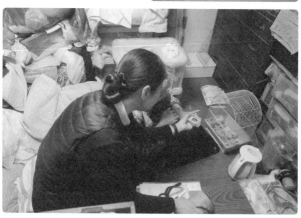

午後0時30分：臨時の訪問看護の後、昼食

「便が出なくてつらいです」と患者さんから連絡があり、訪問を調整して患者さん宅に向かいます。浣腸を行い、患者さんはだいぶ楽になったようです。

訪問後は記録を書きます。出先ではスマートフォンで、時間があれば事務所に戻ってパソコンで作成することもあります。

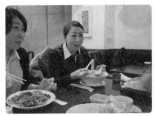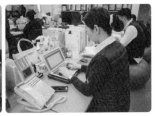

午後1時：定期の訪問看護2件目〜3件目

　午後一番の訪問先では患者さんのバイタルを測定した後、
筋力維持のいつもの体操を行いました。

　続いて3件目は、入浴介助のため訪問。患者さんが購
入したシャワーチェアを浴室に設置し、患者さんが無事に
座れるまで移動を見守ります。國居看護師は一緒に浴室に

入り、背中や足先など、患者
さんの手が届かない場所を洗
うのを手助けしました。手す
りにつかまって浴槽に入ると、
患者さんから思わず「気持ち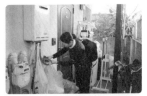

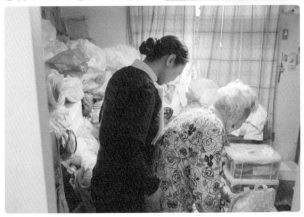

いい！」と声がもれました。

午後5時45分：事務所に戻って夕方のカンファレンス

予定した訪問を終えて事務所に戻ってきました。桜新町アーバンクリニック在宅医療部は診療所と訪問看護ステーションが同じフロアにあります。隣の席の医師に、浮腫の強い患者さんの状態が最近不安定なため、本日の体調を報告しました。そして午後の訪問の記録をしあげたりします。

ほぼ全員がそろったら夕方のカンファレンス開始。患者さんの情報を共有し、あとはその日のコール当番に託します。

コール当番以外にも、24時間いつでも緊急出動できるよう「待機」という当番があります。待機の日はいつでも出動できるよう備えて一晩を過ごし、そうでない日はゆっくり休んで明日に備えます。

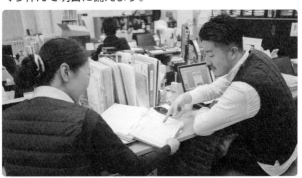

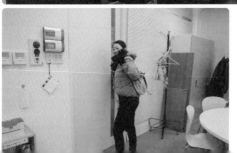

急変時の対応

24時間365日対応が在宅医療の原則。患者さんの体調の変化、介護する家族の困りごと、そして意識がない、呼吸をしていないなど急変時には、訪問医、訪問看護師とも電話応対し、状況によっては急きょ患者さん宅を訪問して診療や看護を行います。

在宅医療の利用を検討する患者さんや家族にとって、自宅で急変したときの不安、その対応は最も関心が高い点でしょう。在宅医療での一般的な急変時の対応、桜新町アーバンクリニックでの急変時に備えた体制を紹介しましょう。

緊急の電話で患者さん宅へ

訪問診療は月2回、訪問看護は週1回程度、定期的に訪問を受けて診療・看護を受けるのが平均的ですが、患者さんの容態の変化時にはこのかぎりではありません。患者さんや家族から緊急の電話(緊急コール)を受ければ、定期訪問の合間に患者さん宅に向かいます。

緊急コールの内容は「点滴針を抜いてしまった」「人工呼吸器の気管切開チューブが抜けてしまった」といったトラブルから、「おしっこが出ない」「便が出ない」「発熱した」といった体調の変化、ときに「呼吸が苦しい」「意識がもうろうとしている」といった深刻なものまでさまざまです。

詳しくは第4章で述べますが、医師が往診する訪問診療(▶p.124)と看護師が訪問する訪問看護(▶p.132)は別々のサービスです。医療保険や介護保険を利用したサービスを受ける場合、「お医者さんと(訪問診療の)契約をしたから、訪問看護サービスは必要ないですよね」という患者さんや家族は少なくありませんが、トラブルの解決や体調の変化への対応の多くは看護師が行います。訪問看護サービスの利用は最優先で検討したほうがよいでしょう。

夜間の急変に備えたオンコール態勢

日中の緊急コールに対しては、在宅療養支援診療所や訪問看護ステーションのスタッフが電話を受け対応しますが、営業時間外や夜間の緊急コールにはどう対応しているのでしょうか。

桜新町アーバンクリニックの場合、当番の医師と看護師のペアが自宅で待機しています。遠方への外出を控えた状態での待機をオンコールといい、緊急コールを受け、訪問が必要な場合は、自宅から患者さん宅へ直接向かいます。

桜新町アーバンクリニックには複数の医師がおり、オンコール当番を順番に回しています。当番であっても夜間は自宅でふだんどおりの生活をしているため、電話に出られないこともあります。その場合、看護師がもうひとつの緊急コール番号の電話に出て対応する体制にしているため、電話をとり損ねる可能性も少なくなっています。訪問が必要となれば自転車やタクシーで向かうので、30分〜1時間程度かかります。

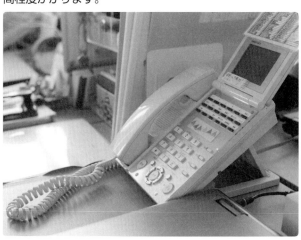

在宅医療とは

「熱がある！」発熱と呼吸困難で緊急コール

　桜新町アーバンクリニックが訪問診療を担当している患者さんから夜間の緊急コールがありました。電話を受けたのはオンコールの医師。家族の話では体温38.3℃でガタガタふるえており、息苦しさを訴えているとのこと。いつから、何を契機に始まったか、意識の状態、呼吸の状態を聞きとり、介護ベッドの頭側を上げて呼吸を楽にすること、悪寒を訴えている間は布団を重ねて温かくするよう電話口で家族に指示し、すぐに緊急往診に向かうことを伝えました。

　30分後、患者さん宅に到着し、診療を開始。発熱と呼吸困難の原因は肺炎が疑われました。虚弱な高齢者では食べ物や唾液を飲み込む力が弱く、食べ物や口の中の細菌も一緒に誤って気管支のほうに入ってしまって起こる誤嚥性肺炎がとても多いのです。高熱で低酸素状態にあり、高齢で身体の予備力も少ないことから、患者さん・家族に病院への搬送と入院も打診しましたが、患者さん・家族ともに、

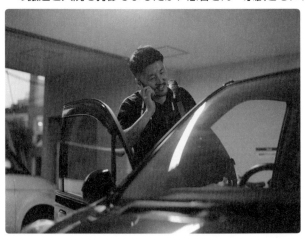

入院はできるだけせず、自宅で過ごしたいと希望しました。抗生剤の注射と坐薬の解熱剤を投与。脱水も生じていたため、水分の点滴を行い、3時間後に訪問看護師に点滴終了後の処置と状況観察を依頼しました。状態がわからないなど心配なことがあれば、再度、緊急コールするよう伝えて患者さん宅を後にしました。

　翌朝には家族にフォローの連絡を入れ、訪問看護ステーションと連携をとって今後の治療計画を立てます。

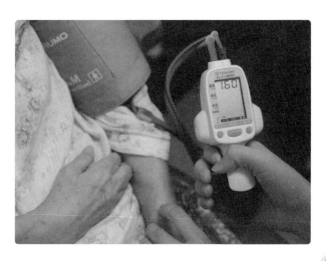

自宅で迎える看取りの場面

　「同居していた祖母を最期まで看取った」というように、看取りとは元来、「看病する」「患者さんの世話をする」「最期まで見守る」ニュアンスの言葉でした。最近では「死（臨死期）を自宅で迎えること」という意味が定着しつつあるようです。死は病院の病室で迎えるものでした。しかし、高齢の患者さんが多い在宅医療はおのずと終末期医療であり、在宅療養の終着点は自宅での死です。

　人が自宅で亡くなるとはどういうことなのでしょう。桜新町アーバンクリニックが経験した事例とともにみていきます。

「畳の上で死にたい」を貫いた患者さん

　認知症で在宅医療を受ける90代の患者さん。訪問診療開始から3年がたち、身体機能の衰弱も進んでいます。「オレは畳の上で死にたい」が口ぐせで、同居の息子さん、医療・介護スタッフの間では「畳の上とベッドでの療養はどちらがいいか」という議論がなされました。介護する者からすれば、介護ベッドで行うケアのほうが身体的にもはるかに楽です。それでも「本人の居心地がいい畳の上に布団を敷いて、そこで最期を迎えるのがその人らしい」という結論から、畳の上で療養生活を続けることになりました。

　息子さんは介護には積極的にはかかわってきませんでした。患者さんの日々の状態を訪問のたびに看護師から息子さんに伝え、患者さんの最期が近くなってきたところで訪問看護師が介護に参加してはどうかと提案しました。息子さんはその提案を受け入れ、畳の上に敷かれた布団の上にあぐらをかき、その上

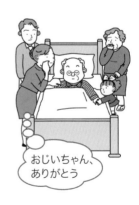

おじいちゃん、ありがとう

に患者さんの上半身をもたれかけさせ、背後から患者さんを抱えて食べ物を一さじ一さじ口に運んだのです。息子さんを巻き込んで最期を迎えられたのはとても印象的な看取りでした。

大事な人を亡くした家族の悲嘆とケア

いわゆる大往生の患者さんもいる半面、人生半ばで亡くなる患者さんもいます。

がんで亡くなった50代の男性は、妻と大学生と中学生の子どもが2人いました。

夫、父親の死はあまりに衝撃で、近寄って言葉をかけることすらできないようす。「温かいうちにお父さんの身体に触れて『ありがとう』と言おう、お別れしましょう」。看取りにいあわせた人の声かけに、家族、私たち医療スタッフとも救われた思いがしました。

大事な人を亡くした家族の悲嘆のケアも、在宅医療の重要な役割のひとつです。

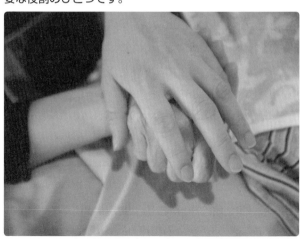

突然訪れた死と家族の思い

　「息をしていないかもしれない！」と、患者さんの娘さんからの緊急コール。患者さん宅への到着は急いでも30分はかかります。医師の到着まで待てるか、119番通報してもらうべきか…。パニックの娘さんを落ち着かせながら患者さんの状態をうかがうと、すでに亡くなっているようです。娘さんの心配や不安を解消すれば待ってもらえると判断して、携帯電話を通話状態にしたまま自宅へ向かいます。

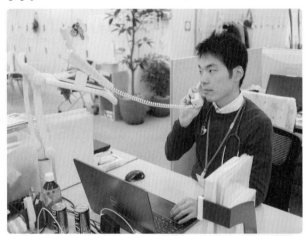

　「なぜ気づいてあげられなかったんだろう…」と娘さんは悔いていましたが、「介護を通じてこんなに長く身近でお母さんに寄り添ったことはありませんで

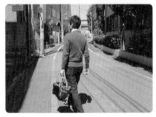

したね。そのプロセスが看取りなんです。逝くタイミングは本人でも決められないのですから」。そう言葉をかける

と娘さんは納得したようでした。

救急受診と生前の本人の意思を確認すること

　上記のように延命の可能性が低い場合でも救急車を呼ぶことはあります。それまでの療養を通じて予期できない急変内容だった場合や、「なぜあのとき（急変時）に何もしないでしまったのだろう」「こんなお別れではとてもお母さんの死を受け入れられない」など、家族の強い後悔が予想される場合です。

　救急車を要請するか否かの判断では、生前の患者さんが延命治療を望んでいたか、そうした意思を確認できるエピソードや記録は残っているかが大切になってきます。第5章ではアドバンス・ケア・プランニング（ACP）として、この話題を取り扱っています（▶p.180）。

在宅医療とは

要介護認定と介護度

要介護認定までの流れ

介護サービスを受けるためには、被保険者が申請を行った後、調査を受けて、支援や介護が必要であると認められなければなりません（要介護認定）。要介護認定までの手続きと流れは次のようになります。

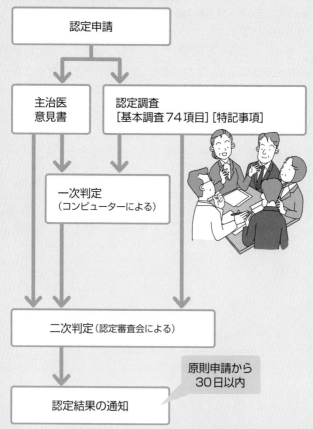

```
            認定申請
              │
      ┌───────┴───────┐
      ▼               ▼
   主治医          認定調査
   意見書      ［基本調査74項目］［特記事項］
      │               │
      │               ▼
      │           一次判定
      │         （コンピューターによる）
      │               │
      ▼               ▼
      └───► 二次判定（認定審査会による）
                      │
                      │      原則申請から
                      ▼      30日以内
              認定結果の通知
```

要介護認定で行われる2度の判定の内容は次のようなものです。

一次判定	市区町村の担当者による聞き取り調査と主治医意見書をもとに、コンピューターが介護にかかると想定される時間（要介護認定等基準時間）を推計して算出、レベルに分類します
二次判定	一次判定の結果をもとに、医療・保険・福祉の学識経験者で構成される介護認定審査会が審査を行い、要介護度を判定します

要介護認定の区分は7段階

　判定された要介護度は、介護の必要度の度合いに応じて「要支援1、2」「要介護1〜5」の7段階の要介護度に分けられ、数字が多いほど要介護度は重くなります。

　要介護度によって受けられるサービスの内容・給付上限額が決まります。

要介護度		状態
予防給付	要支援1	日常生活はほぼ自分でできるが、一部に支援が必要
	要支援2	日常生活に支援が必要だが、状態の維持や改善が見込まれる
介護給付	要介護1	立ち上がりや歩行が不安定。排せつ、入浴、着替えなどに一部介助が必要
	要介護2	自力での立ち上がり、歩行に支えが必要。排せつ、入浴などに一部またはすべて介助が必要
	要介護3	立ち上がりや歩行などが自力ではできない。排せつ、入浴、着替えなどすべて介助が必要
	要介護4	排せつ、入浴、着替えなどにおいて全面的な介助が必要。問題行動や全般的な理解力の低下がみられることがある
	要介護5	介助なしには日常生活を送れない状態。意思の伝達も困難。寝たきり状態

在宅医療を始める前に知っておきたいこと

今の在宅医療の制度が本格的に始まったのは2006年。自宅で療養する人のために24時間対応できる医療として、入院・外来に次ぐ第三の医療といわれています。在宅医療を行う医療機関の増加、在宅医療のための医療機器や検査機器も進化してきています。本章の前半は、在宅医療の知識と制度、在宅医療の始め方について、後半では、在宅医療にかかる料金について具体的な事例とともに紹介します。自宅で療養するための医療と介護の多くは保険が適用され、患者さんの負担は1〜3割となります。高額になった場合にそれを抑える支援制度もあるので、それらをうまく活用してください。

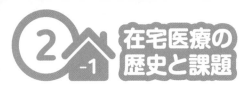

2-1 在宅医療の歴史と課題

在宅医療はどのように進んできたか

　在宅医療の歴史は古く、患者宅を定期的に訪問して診療を行うというスタイルは1986(昭和61)年ごろから始まったといわれています。

　人口構造の変化や治療技術の高度化に伴って、なんらかの医療的ケアが必要な療養者が増えてきた時期です。このような背景のもとで、1992(平成4)年には制度上初めて患者宅での診療が認められました。これが現在の在宅医療の原型となります。しかし、当時はまだまだ病院医療が中心で、在宅医療を行う医療機関はほとんどありませんでした。

　1990年代、本格的な少子高齢化社会の到来によって、介護を必要とする高齢者が急速に増加し、社会全体でそれを支えるしくみとして介護保険制度が始まりました。それと同時に介護保険制度による有料老人ホームやグループホームなどの介護施設が徐々に増加していくなかで、自宅で安心して生活できる在宅医療の必要性が高まってきました。

　そのようなニーズの高まりに合わせて、2006(平成18)年、在宅医療の本格的な推進のために「在宅療養支援診療所」という制度がつくられました。これは療養者が自宅で安心して生活できるように24時間対応を義務づけ、自宅での看取りにも対応できる医療機関を増やすことが目的でした。

　その後、2010年代から現在に至るまで、いくたびか

の医療保険制度の見直しもあって、全国の都市部を中心に在宅医療を手がける「在宅療養支援診療所（病院）」は徐々に増加し、進化してきています。

たとえば、1人の医師で24時間対応することは困難であったことから、2012（平成24）年に誕生した「機能強化型在宅療養支援診療所（病院）」によって3人以上の医師によるチーム医療で24時間支える医療機関が増加しまし

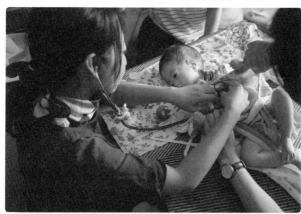

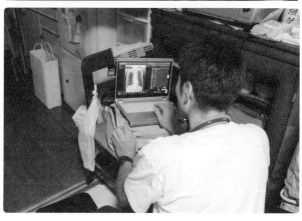

た。また、がん末期の患者を緩和ケアのスキルをもった医師がしっかり診られるように、2016（平成28）年には「在宅緩和ケア充実診療所」という制度も始まりました。

そのほか、増加する医療的ケア児に対する在宅医療の推進や、心不全末期患者への在宅医療の充実も図られています。

一方で、在宅医療のための医療機器や検査機器も進化してきています。小型で安価な心電計やエコーの登場、自宅で肺炎や骨折の診断ができるポータブルレントゲンなども開発され、在宅で行える医療の幅はますます広がってきています。

今後、在宅医療を受ける人はさらに増加

このように普及してきた在宅医療ですが、中心は高齢者であるものの、医療的ケアが必要な小児や障害者、神経難病患者、がん末期患者など、「生活を支える医療」として幅広い患者を支えています。

現在、在宅医療は、入院医療、外来医療に次ぐ第三の医療ともいわれていて、2020（令和2）年には、定期的に自宅で診療を受けている患者は全国で90万人以上となりました。国の試算では、2040（令和22）年まで高齢者の増加は続き、今後在宅医療を受ける人はさらに増加して120万人にも達する見込みで、全国の病床数（約100万床）よりも多い患者が在宅で療養する時代を迎えようとしています。

在宅医療の課題

在宅医療が近年発展してきた過程を説明してきましたが、在宅医療はいまだ発展途上で課題も少なくありません。それらについて少し触れておきたいと思います。

地域偏在

国が発表しているデータを見ると、在宅医療を行う医療機関（在宅療養支援診療所［病院］）は増えているものの地域偏在があり、都心部には多くあるものの、地方にいくにしたがってその数は少なくなります。医療機関からすれば、在宅医療は病院医療に比べて非効率なので、人口密集地であれば効率的に診療できますが、地方ではそれがむずかしく、在宅医療を行う医療機関はおのずと少なくなってしまいます。

地方では中小病院による在宅医療の推進が期待されていますが、まだ道半ばで、全国どこにいても等しく在宅医療が受けられる環境にはなっていません。

医療機関ごとの質の差

もうひとつの大きな問題は、医療機関ごとの在宅医療の質の差です。公表されているデータからは、在宅療養支援診療所のすべてが往診や24時間対応を行っていないことがわかります。患者さんが自宅で安心して暮らすためには医療機関の24時間体制は最も重要な機能のひとつですが、医療機関によっては連絡がつかなかったり、往診してもらえずに安易に病院に搬送されることもあります。在宅療養支援診療所ごとの在宅での看取りの件数の差も大きく、大勢の人に訪問診療を行っているにもかかわらず、在宅看取

在宅医療を始める前に知っておきたいこと

りをほとんどしていない医療機関も存在します。データには出てきていませんが、担当する訪問医の臨床スキルの差や、多職種のコーディネート力の差も存在するのは事実で、それによって患者さんや家族が希望する生活を送れるかどうかにも影響を及ぼします。

　在宅医療自体、年々進化していっているので、これらの問題は少しずつ改善していくでしょうが、患者さん自身がよい医師、医療機関を探す能力を身につけることでも回避できます。在宅医療についての知識と制度、在宅療養支援診療所の種類について理解して、自身に合った医療機関を見つけられるようになってください。

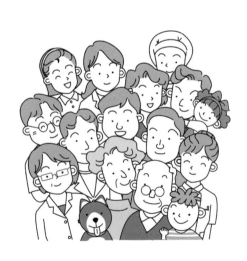

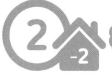

在宅医療を支える さまざまな職種とサービス

　病院にも医師以外に看護師やリハビリスタッフ、薬剤師がいるように、生活の場で安心できる医療を受けるためには、医師や看護師だけではなく、介護の専門家であるケアマネジャーや介護スタッフ、あるいはリハビリを行う療法士、食べることなら歯科医師・歯科衛生士・管理栄養士、薬のことなら薬剤師などなど、多くの専門職が、患者さんを中心としたケアチームをつくって在宅療養を支えていきます。

　少しややこしいのですが、これらの専門職は、提供するサービスなどによって、医療保険制度と介護保険制度の両方を使います。医療保険制度については訪問医が、介護保険制度についてはケアマネジャーがその旗振り役となって、患者さんや家族と相談し、サービス内容や料金なども考慮しながら、在宅医療サービスの体制をつくっていきます。

　以下は在宅医療を構成する主なサービスとその内容です。介護保険制度にはこのほかにも自宅や施設で暮らすためのさまざまなサービスがあります。ここではすべてを紹介できないので、在宅医やケアマネジャーに、希望する生活について納得できるまで相談してみることをおすすめします。

サービス	概要
訪問診療	診察や治療のほか、薬の処方、療養指導や相談など、通常病院や診療所で行う診療サービスのほとんどを自宅で提供する（▶p.124）
訪問薬剤管理指導	保険薬局や医療機関の薬剤師が自宅を訪問して、薬を適切に飲めるよう薬剤管理指導を行う（▶p.148）
訪問看護	看護師が訪問看護ステーションという事業所から自宅を訪問し、療養上のケアや診療の補助を行う（▶p.132）
訪問リハビリテーション	理学療法士、作業療法士、言語聴覚士と呼ばれる専門職による自宅での機能回復訓練のほか、その人らしい生活を営めるようにサポートする（▶p.160）
訪問介護	ホームヘルパーが自宅を訪問して食事や掃除、洗濯、買い物などの生活援助や、排せつ、入浴の介助などの身体介護を行う（▶p.139）
訪問栄養指導	管理栄養士が自宅を訪問して栄養食事指導を行う。食生活や栄養に関する相談に乗り、嗜好や生活に合わせた提案をする（▶p.154）
居宅介護支援（ケアプラン）	ケアマネジャーが介護サービスを使ったケアプランを作成。医療と介護サービスの調整をする
その他の在宅療養に必要なサービス	訪問歯科診療、訪問マッサージ、ショートステイ、デイサービス、福祉用具貸与などがある（▶p.174）

次の図は在宅医療にかかわる主なスタッフです。これらの多くの専門職が在宅医療を支え、自宅での患者さんの療養生活をサポートしています。

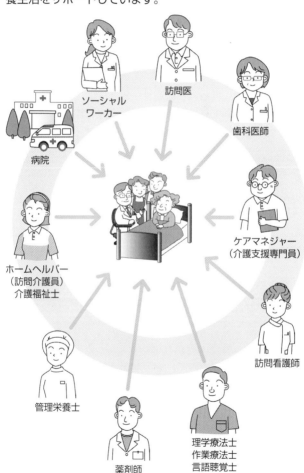

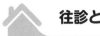

往診と訪問診療の違い

　在宅医療とは、病気や障害などがあるために病院に通院するのがむずかしい患者さんが、住み慣れた自宅にいながら療養生活を送れるサービスです。

訪問診療と往診

　在宅医療で受けられる医療サービスには、大きく2つに分けて「訪問診療」と「往診」があります。

　訪問診療とは、ひとりでの通院が困難で、かつ継続的な診療が必要な患者さんに対して、定期的・計画的に医師が自宅に訪問して診療することをいいます。一般的には、月に2回程度の頻度で定期的に訪問して診療します。その際、入院と同じように診察や治療を行ったり、薬を処方したり、自宅で療養生活をするうえでのアドバイスなどをしてくれます（▶p.124）。

　一方、往診とは、発熱などの急な病状の変化があったときに訪問診療とは別に、患者さんや家族からの要請にもとづき、必要な場面で訪問して診療する医療サービスです。

　入院と違って、在宅療養の場には医師や看護師がいないため、安心して在宅療養を継続していくためには、24時間いつでも連絡がとれて、必要なときに往診してもらえることが不可欠です。そのためにも地域にあって、その患者さんに合った在宅療養支援診療所（病院）を選ぶ必要があります。

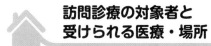

訪問診療の対象者と 受けられる医療・場所

訪問診療の対象者

訪問診療の対象は、ひとりでの通院が困難で、かつ継続的な診療が必要な患者さんです。悪性腫瘍（がん）、認知症、脳血管疾患、循環器疾患、神経難病、精神疾患など、幅広い疾患の患者さんが対象になります。

受けられる医療の内容

最近は、在宅で行われる内容も広がってきていて、採血などの検査、点滴、注射はもちろん、在宅酸素療法、人工呼吸器の管理、がん終末期の疼痛管理、腹水や胸水を抜く処置など、療養病院などで受けられる医療のほとんどは在宅でできるといわれています。

訪問診療を受けられる場所

在宅医療は、主には患者さんの自宅で行われますが、有料老人ホームやグループホーム、サービス付き高齢者向け住宅などの介護施設や高齢者施設でも受けることができます。

注意が必要なのは、介護医療院、介護老人保健施設（老健）、介護老人福祉施設（特別養護老人ホーム［特養］）など介護施設ではあるものの、その施設に嘱託医がいる施設では、外部医療機関による訪問診療は受けられないことです。ただし、特養とショートステイ施設（短期入所生活介護）については、がん患者に対して一定期間の訪問診療が認められています。

「暮らしの場」ではないショートステイについても、往

診は可能なものの、定期的な訪問診療は認められていません。

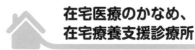

在宅医療のかなめ、在宅療養支援診療所

　在宅療養支援診療所（病院）とは、24時間365日体制で、訪問診療と往診で在宅療養を支えてくれる医療機関のことです。医療機関は院内の待合室やホームページなどに、特定の診療を行うための基準（施設基準）を掲げています。ここに「在宅療養支援診療所（病院）」と掲げられていれば、24時間365日体制で在宅医療を提供してくれることがわかります。

　また、在宅療養支援診療所は、24時間対応以外に、看護師が訪問して看護をしてくれる訪問看護ステーションと、一時的に入院などができるように病院（後方支援病院）と連携することも定められているので安心です。

　在宅療養支援診療所にもさらにいくつかの施設基準があります。病院探しの際に、その診療科の専門性や専門医が在籍しているか、診療実績が十分かをみて判断するように、在宅療養支援診療所のなかでの施設基準によって、診療実績やスキルをもった医師が在籍しているかを判断できます。

種類	特徴	主な要件
在宅療養支援診療所	定期訪問診療に加えて、24時間体制をとっている医療機関	● 24時間対応可能な医師または看護師がいて、文書で緊急連絡先を案内している ● 24時間往診可能な体制がある(他の医療機関との連携も可) ● 訪問看護ステーションなど、24時間対応可能な看護師と連携している ● 病院等と連携して緊急入院が可能な体制がある ● 地域のケアマネジャーと連携している
機能強化型在宅療養支援診療所	より充実した24時間体制で在宅医療を行っている医療機関	● 在宅療養支援診療所の条件を満たしている ● 在宅医療を担当する常勤医師が3人以上在籍している(他の医療機関との連携も可) ● 過去1年間の緊急往診が10件以上ある ● 過去1年間の看取り実績が4件以上ある
在宅緩和ケア充実診療所	終末期のがん患者などに対して在宅緩和ケアの実績がある医療機関	● 機能強化型在宅療養支援診療所の条件を満たしている ● 過去1年間の緊急往診が15件以上ある ● 過去1年間の看取り実績が20件以上ある ● 過去1年間でPCAポンプという注射機器による痛みを抑える治療実績が2件以上ある

在宅療養支援診療所の探し方

在宅療養支援診療所の探し方は、患者さんの現在の状況によって異なります。ここでは、

● 病院に入院している場合

● 大学病院などに通院している場合

● 在宅で療養中の場合

の3つの場合に分けて探し方を説明していきましょう。

病院に入院している場合

　病院に入院している患者さんの場合は、病院内にある「地域医療相談室」などに相談するのがよいでしょう。医療相談室の退院調整看護師やソーシャルワーカーは、その地域の在宅療養支援診療所についての情報をもっていますので、居住エリアや医師の専門性などの希望に合わせた医療機関をいくつか紹介してもらえるはずです。

大学病院などに通院している場合

　通院しているのが遠方の大学病院などの場合は、病院の医療相談室に居住エリアの情報が十分にない場合もあります。自分でもインターネットなどで積極的に探したり、すでになんらかの介護サービスを受けている場合は担当のケアマネジャー（介護支援専門員）に相談したりするのがよいでしょう。

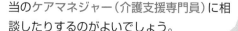

在宅で療養中の場合

　外来通院しているかかりつけ医がいる場合は、「通院が大変になってきた」など困っていることをかかりつけ医に相談してみてください。かかりつけ医が在宅医療を行っている場合は、在宅医療に切り替えてもらうことで、これまでの診療を継続するかたちで在宅医療を受けられるので安心です。

　かかりつけ医が在宅医療を行っていない場合は、かかりつけ医かケアマネジャーに相談して在宅療養支援診療所を探してもらいます。その際も自分が納得できる医療機関を探す気持ちが大切です。

　まだ介護サービスを受けておらず、担当ケアマネジャーがいない場合は、最寄りの地域包括支援センターに相談するのがよいでしょう。地域包括支援センターでは高齢者の保健福祉についてはなんでも相談することができます。

医療機関に確認すること

　紹介してもらった在宅療養支援診療所には、
- 住所が訪問エリア内か
- 24時間対応をしてもらえるか
- 病気が重くなっても診てもらえるか
- 自宅で最期まで暮らすことはできるか（看取り）

など、どこまで対応してもらえるか、またこれからの在宅療養生活でどんなことを希望しているのかも遠慮なく相談することをおすすめします。

紹介された医療機関が合わなかったら

　紹介してもらった医療機関に相談してみたところ、専門性や相性が合わないケースもあるでしょう。

大切なのは「その先生や医療機関が信用できるか」です。最初の面談や診察の際に不安に思っていることを相談してみてください。すべての不安は解消できないかもしれませんが、ある程度信用でき、「やってみよう」と思えれば大丈夫です。そうでないときは再度、ケアマネジャーに相談したり、インターネットで探したりしましょう。

　都道府県単位で運営されているウェブサイト「医療機関案内サービス」のキーワード検索から「在宅療養支援診療所」で検索することができます。注意すべきは、厚生労働省の決まりで、訪問診療の範囲はその医療機関から半径16km以内と定められていたり、医療機関側が訪問エリアを定めていたりすることもあるので、自宅が診療エリア内かどうか、希望する在宅療養支援診療所に確認してください。

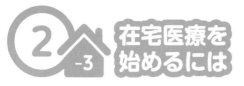

入院生活を経て在宅医療を開始するケースでまず多いのは、がんなどの終末期の患者さん、慢性疾患や難病で医療処置のある患者さんです。

終末期ではないがんの患者さんが、病院での治療は継続しながら自宅療養期間のかかりつけ医として導入する場合もあります。遠方の大学病院が長年のかかりつけであった患者さんが高齢になり、入院したのをきっかけに退院後は地域のかかりつけ医に移行するという場合もあります。

在宅医療を始めるタイミング

ケアマネジャーからの相談で始める

ケアマネジャーから「通院困難になったため、在宅医療を導入したい」と相談を受けて開始するケースはよくあります。この場合、患者さん本人はすでにさまざまな介護サービスを利用しながら生活していることが多いです。別の側面から見ると、すでに日常生活にある程度の金銭的負担がかかっている人であるといえます。

在宅医療は介護サービスとは料金体系がまったく異なるので、説明をしっかり受けておくとより安心かもしれません。

本人・家族からの相談で始める

在宅療養支援診療所に電話で直接問い合わせて開始になることもあります。桜新町アーバンクリニックでは要望に応じて事前面談を行っています。自宅にうかがうこともで

きますし、当院で行うことも可能です。希望があれば医師も同席します。面談では「こんなことを聞いていいのかな」などと遠慮せずあらゆる希望を伝えることをおすすめします。

　相談を受けた在宅療養支援診療所のソーシャルワーカーは、もともとのかかりつけ医やケアマネジャーなどと連絡をとり、病歴やサービス利用状況を情報収集します。そのうえで追加したほうがよいと思われるサービスを提案し、在宅療養を安心して送れる体制を整えます。要望があればそのサービスを行う事業所（訪問看護ステーションなど）のなかから最も患者さんのニーズや病状に合った事業所を紹介することもできます。

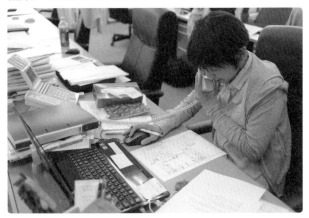

 ## 開始までのプロセス

　入院を経て在宅医療を開始する場合、退院までの間に訪問診療を行う医療機関と病院のソーシャルワーカーで、医療情報や家族背景、本人や家族の希望などを共有・調整し

ます。医療面だけでなく、介護や日常生活についても包括的にとらえられるよう医療・介護スタッフが一堂に会して退院前カンファレンス（▶p.26）を開催することも多いです。

　もし、自宅療養に対する家族の不安が強い場合、急変時には再入院できるか必ず確認するようにしています。在宅医療で優先すべきは病院で行っていた「治療」ではなく、患者さんの「人生と生活の質（QOL：quality of life）」です。

　どの患者さんにも大切なことですが、特に終末期を過ごすために自宅退院してくる人の場合、今後の見通しについて考えておくことも大切です。たとえば、病状が進行した場合の対応や療養先について、

- 家族はどの程度介護にあたれるか
- 最後まで自宅で過ごすのか
- 以前に入院していた急性期病院に再入院するのか
- 緩和病棟やホスピスを利用するのか

そして、残された期間はどの程度なのかを病院の医師に確認しておくと、選択するときの指標になります。

　本人が望まなければ家族だけでも把握しておくとよいでしょう。それらの考えについて在宅医療チームに共有・相談してもらえれば事前に必要な準備が行えるので、かぎられた時間のなかでより安心して療養生活を送ることができることでしょう。

　病状や身体の状態の変化により、こうした意向も変化していくものです。当初の予定や希望から変化してきたら、そのつど、訪問医やケアマネジャーに相談するのがよいでしょう。

2

在宅医療を始める前に知っておきたいこと

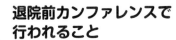

退院前カンファレンスで行われること

　退院前カンファレンスでは、病院側の医師、看護師、ソーシャルワーカー、理学療法士などのスタッフと、訪問医、在宅側のソーシャルワーカー、訪問看護師、ケアマネジャー、保険薬局薬剤師など地域の関係機関が参加し、本人とその家族もまじえて医療の内容や生活上必要なことがら、退院後のサービス内容について情報共有、調整していきます。

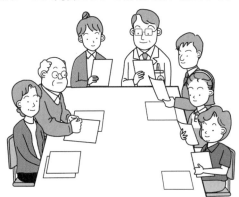

在宅サービスの活用・調整

　このように、病院から在宅へ多職種で引き継ぐことによって、在宅チームとして支援の方向性が明確になるほか、在宅サービスの活用・調整がスムーズになります。一例を挙げると、退院に向けた薬剤の調整がそのひとつです。病院でもし痛み止めの点滴が実施されているならば、内服薬への変更が可能かどうか確認します。むずかしければ管理のしやすい医療機器を手配することもあります。

在宅医療に合わせた治療の検討

　また、1日3回抗生剤の点滴投与をしている患者さんの場合、回数を減らせないか検討します。本人や家族は、入院中に点滴を投与されていれば在宅でも継続しなければならないと考えてしまいがちです。しかし調整すれば場合によっては点滴がまったく不要になることもあるのです。

訪問頻度の調整

　病院で毎日顔を見せてくれた医師や看護師から在宅医療スタッフにバトンタッチすることに非常に不安を募らせる患者さんもいます。

　訪問診療や訪問看護は、医療上必要がある場合は毎日でも自宅にうかがえます。病院のナースコールのように医師や看護師と24時間365日いつでも電話で連絡がとれ、自宅に訪問するまでに時間はかかるものの要望に応じて往診や緊急訪問できます。そのようなシステムであることを説明すると、本人や家族も「家で過ごせそうだ」と気持ちが変化することがあります。

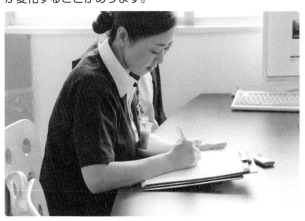

重要なのは顔の見える関係の調整

　退院前カンファレンスで最も重要なのは、患者・家族と医療・介護スタッフらの「顔の見える関係の構築」です。退院前カンファレンスを経て、本人や家族の不安すべてが解消されるとはかぎりませんが、直接言葉を交わして「こんな人たちが来てくれるんだ」と安心してもらえるだけでもその役割は大きいと思います。

医療ソーシャルワーカーの役割

　在宅療養支援診療所のソーシャルワーカーは、病院側、在宅側双方の医療者をはじめとした関係者と、患者さん本人・家族の橋渡し役を担っています。

　当院のソーシャルワーカーは特に家族のサポートに注力しています。なぜなら、患者さんには多くの医療・介護スタッフが直接かかわりますが、患者さんを支える家族が置いてきぼりになっては在宅医療を継続できないと考えるからです。

　家族のみなさんには訪問診療開始時に、どんな小さなことでもよいので要望を伝えてほしいとお話ししています。その要望の内容がたとえ翌日に変わってしまってもかまいません。本人と家族の意思を尊重し、安心できる在宅療養生活の環境を整えるのが医療ソーシャルワーカーの役割です。

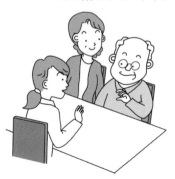

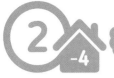

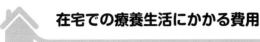

在宅での療養生活にかかる費用

　これまでに説明してきたような医療と介護サービスを使って、在宅での療養生活を続けるためにかかる費用と、その経済的負担を少しでも軽くする制度などを説明していきます。

　どのような暮らしを望むかは人それぞれですが、ここでは自宅でできるだけ長く暮らすことを決めたひとりの患者さんが、病状の進行やそれに伴う「動きづらくなってきた」〜「歩くのが大変になってきた」〜「寝ている時間が多くなってきた」という身体の状態の変化によって、そのときどきで利用した医療・介護サービスの内容と、それにかかった費用を紹介します。

　費用は厚生労働省「介護サービス情報公表システム」の料金シミュレーションを使用したもので、試算額は全国の利用実績の平均値を用いた概算です（薬代は含まれていません）。実際のサービス内容は、利用するサービス・病状などによって大きく異なりますので一例として参考にしてください。

　要介護度についてはコラム「要介護認定と介護度」（▶ p.58）を参照してください。

動きづらくなってきた

要介護度 要支援～要介護1

状態 立ち上がりや歩行が不安定で、日常生活において部分的に介護が必要

身体の状態の変化と導入した各種サポート

身体の状態

買い物に行くと疲れを感じる
▶買い物を助けてもらえないかしら[訪問介護]

家にこもりがちで身体の状態も衰えを感じる
▶定期的に外出し、食事、入浴、機能訓練を行う。家族の負担も軽くしたい[通所介護]

身体が動きにくくなってきた
▶それでも家で暮らし続けたい[居宅介護支援]

生活のなかで身体の不調や痛みが出てきた
▶病状のチェックや痛みと付き合う方法を一緒に考えてほしい[訪問看護]

入浴

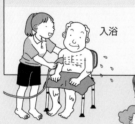

時間の経過

レクリエーション

利用サービス

- ●週2回の訪問介護(ホームヘルパー)(▶p.139)
- ●週1回の訪問看護(▶p.132)
- ●週2回の通所介護(デイサービス)(▶p.170)
- ●月1回の外来通院

週間スケジュール

	月	火	水	木	金	土	日
午前		デイサービス	ヘルパー		デイサービス	ヘルパー	
午後		デイサービス		訪問看護	デイサービス		

費用

利用サービス	利用回数	自己負担(1割)
訪問介護	週2	3,000円
訪問看護	週1	4,000円
通所介護	週2	6,000円
外来通院	月1	5,000円
合計		18,000円

歩くのが大変になってきた

要介護度 要介護2

状態 立ち上がりや歩行が自分でできないことが多く、日常生活全般に部分的な介助が必要な状態

身体の状態の変化と導入した各種サポート

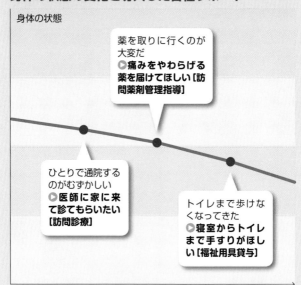

身体の状態

薬を取りに行くのが大変だ
▶痛みをやわらげる薬を届けてほしい[訪問薬剤管理指導]

ひとりで通院するのがむずかしい
▶医師に家に来て診てもらいたい[訪問診療]

トイレまで歩けなくなってきた
▶寝室からトイレまで手すりがほしい[福祉用具貸与]

時間の経過

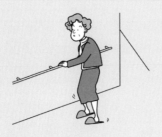

利用サービス

- 週3回の訪問介護（ホームヘルパー）(▶p.139)
- 週1回の訪問看護(▶p.132)
- 週3回の通所介護（デイサービス）(▶p.170)
- 福祉用具の貸与（手すりなど）
- 月2回の訪問診療(▶p.124)、訪問薬剤管理指導(▶p.148)

週間スケジュール

	月	火	水	木	金	土	日
午前	デイサービス	ヘルパー	デイサービス		デイサービス	ヘルパー	ヘルパー
午後		訪問診療		訪問看護			

費用

利用サービス	利用回数	自己負担（1割）
訪問介護	週3	4,000円
訪問看護	週1	4,000円
通所介護	週3	10,000円
福祉用具貸与	―	1,500円
訪問診療	月2	6,500円
訪問薬剤管理指導	月2	1,100円
合計		27,100円

寝ている時間が多くなってきた

要介護度	要介護3～
状態	立ち上がりや歩行が自分でできない。日常生活全般に全面的な介助が必要な状態

身体の状態の変化と導入した各種サポート

身体の状態

薬を取りに行くのが大変
▶痛みをやわらげる薬を届けてほしい
【訪問薬剤管理指導】

いよいよ旅立ちのとき
▶家で最期まで安心して過ごしたい
【訪問診療／看護／介護を調整し家で最期までサポート】

医療的ケアが必要なので通所介護は無理
▶医師、看護師がいて安心。専門職のリハビリが受けられる
【通所リハビリ】

時間の経過

利用サービス

- 週6回の訪問介護（ホームヘルパー）（▶p.139）
- 週2回の訪問看護（▶p.132）
- 週1回の通所リハビリ（デイケア）
- 福祉用具の貸与（介護ベッド・車いすなど）
- 月2回の訪問診療（在宅酸素・往診など）（▶p.124）、訪問薬剤管理指導（▶p.148）

週間スケジュール

	月	火	水	木	金	土	日
午前	ヘルパー	ヘルパー	デイケア	ヘルパー	ヘルパー	ヘルパー	ヘルパー
午後	訪問看護	訪問診療			訪問看護		

費用

利用サービス	利用回数	自己負担（1割）
訪問介護	週6	8,000円
訪問看護	週2	8,500円
通所リハビリ	週1	5,000円
福祉用具貸与	―	2,000円
訪問診療	月2	9,000円
訪問薬剤管理指導	月2	1,100円
合計		33,600円

2種類の費用
「医療保険」と「介護保険」

　事例で紹介したように、在宅での療養生活にかかる費用は、住まいや生活にかかる費用を除けば、支出は医療保険と介護保険の2つになります。

　①訪問診療にかかる費用（医療保険）
　②利用した介護サービスにかかる費用（介護保険＋一部自費）

　ここでは、これら2種類の保険の内容と、料金が決まるしくみについて説明しましょう（▶コラム「医療保険と介護保険」p.93）。

①訪問診療にかかる費用（医療保険）

　訪問診療にかかる費用は、病状が安定している患者さんでは、1割負担の人で「6,000円〜10,000円」程度になります。外来医療よりも高額にはなりますが、入院医療よりは安価になります。

　訪問診療に対する報酬（医療行為を行った医療機関や薬局に対して保険制度から支払われる料金）は、医療保険制度で全国一律で細かく定められていて、行われた診療内容によって、医療費は変動することになります。

　薬代は処方される薬の量によって大きく変わりますが、これらの薬代も医療保険が適用されます。

　これらの診療には医療保険が適用されるので、患者さんの自己負担額はかかった医療費の1〜3割で、この負担割合は所得などによって決まります。また、1か月の自己負担額が一定以上になると申請によって払い戻しが受けられる「高額療養費制度」もあります。

②利用した介護サービスにかかる費用
（介護保険＋一部自費）

　介護サービスは利用したサービスの量で費用が変動しますが、年齢と所得によって利用料の1～3割が自己負担額になります。要介護度ごとに、1か月に利用できるサービスの上限（支給限度額）が定められています。もし上限（支給限度額）を超えてサービスを利用した場合は、超えた分は全額自己負担になります。

　介護付き有料老人ホームやグループホームなど、施設系の介護サービスを利用している場合は、この上限額近くの利用料になりますが、自宅で家族の手を借りながら療養している場合（居宅サービス）は、利用料は希望したサービス分だけで上限額まで利用しないことも多いです。

　その他、介護に必要なおむつ代などは、介護保険の対象外ですので別途実費での費用がかかります。

費用負担を軽減できるさまざまな制度

　利用料の自己負担割合は1～3割といっても、利用したサービスによっては高額になるケースもありますので、それらの費用を一部軽減できる制度があります。ここでは「高額療養費制度」「高額介護サービス費」「高額医療・高額介護合算療養費」の3つを紹介しましょう。

　医療保険は健康保険組合など、加入している医療保険の保険者に、介護保険は住んでいる市町村に相談してみましょう。

高額療養費制度（医療保険）

　高額療養費制度は、1か月間で医療費支払いの限度額を

超えた場合、その超えた分が払い戻される制度です。限度額は年齢や所得によって決められています。細かい規定等は、加入している健康保険によって異なりますので確認してみてください。

キーワード	内容
限度額適用認定証	高額療養費制度を利用する場合でも払い戻しまでに数か月間かかるので、一度立て替え払いをしなければならない。限度額適用認定証を取得しておけば、医療機関ごとの窓口支払いの際に自己負担上限額までに軽減できる。限度額適用認定証の取得には事前申請が必要
世帯合算	高額療養費制度では、同世帯の人であれば医療費を合算できる。ここでの「世帯」とは同一の医療保険の加入者を意味する。同じ家で暮らしていても共働き夫婦等で別々の健康保険に加入している場合、同一世帯とは認められず、医療費の合算はできない
多数該当	限度額を毎月超えるような人は、さらに負担が軽減される措置がある。診察や治療を行い、直近1年間（12か月）で3回以上高額療養費制度を利用している場合は、4回目以降はさらに限度額が引き下げられる制度

高額介護サービス費（介護保険）

　介護保険制度にも、利用者の介護費用の支払いが限度額を超えた場合、その超えた分が払い戻される制度があります。申請が必要なので自治体の窓口に相談してみてください。

高額医療・高額介護合算療養費

　高額療養費制度と高額介護サービス費制度で1か月ごとの医療費、介護サービス費の自己負担を軽減できますが、この制度は、1年単位でさらに重い負担がある場合にそれらを合算して負担を軽減してくれる制度です。加入している健康保険が窓口になります。

医療保険と介護保険

医師が定期的に患者さんの自宅を訪問して治療や投薬などの医療行為を行う訪問診療も、臨時に自宅を訪問して治療する往診も医療サービスで医療保険が適用されます。

訪問看護における医療・介護保険

少しややこしいのですが、訪問看護サービスは受けられるサービスの内容はほぼ同じでも、下図のようにケースによって医療保険と介護保険のどちらかが適用されます。理

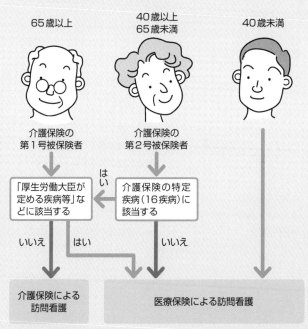

65歳以上	40歳以上 65歳未満	40歳未満
介護保険の 第1号被保険者	介護保険の 第2号被保険者	

はい

「厚生労働大臣が定める疾病等」などに該当する ← 介護保険の特定疾病(16疾病)に該当する

いいえ　　はい　　　　　　いいえ

介護保険による訪問看護　　　医療保険による訪問看護

※要介護認定を受けていない場合はすべて医療保険による訪問看護になる

学療法士や作業療法士、言語聴覚士による訪問リハビリテーションも同様です。

保険サービスの利用料金は点数制

　医療保険、介護保険ともサービスの料金は「診療報酬」「介護報酬」として利用者が負担します（本人の負担割合はそのうちの１～３割）。

　報酬はサービスごとに点数で設定されており、診療報酬は「１点10円」、介護報酬は地域によって若干異なりますが「１点10円」です（本書では１点10円で換算しています）。診療報酬は２年ごと、介護報酬は３年ごとに改定され、サービス単価が見直されます。

厚生労働大臣が定める疾病等

末期の悪性腫瘍	多発性硬化症
重症筋無力症	スモン
筋萎縮性側索硬化症	脊髄小脳変性症
ハンチントン病	進行性筋ジストロフィー症
パーキンソン病関連疾患	多系統萎縮症
プリオン病	亜急性硬化性全脳炎
ライソゾーム病	副腎白質ジストロフィー
脊髄性筋萎縮症	球脊髄性筋萎縮症
慢性炎症性脱髄性多発神経炎	後天性免疫不全症候群
頸髄損傷	人工呼吸器を使用している状態

在宅医療
の
リアル

何事にも始まりと終わりがあるように、在宅療養生活にも最初と最後があります。本章では在宅医療を受ける4人の患者さんの「在宅医療スタート」「導入期」「維持期」「最終末期（現在）」をストーリータッチでまとめました。多数の事例から編んだ架空の内容ではありますが、いずれの物語にも患者さんや家族の生活歴があり、医療・介護にかかわったスタッフらの行動や悩みが刻まれています。「私がこの患者さん本人だったら」「この患者さんが私の母だったら」。読む人の立場で在宅医療への印象や感想も変わってくるでしょう。リアリティ満点の在宅医療の現実を疑似体験してください。

3 -1 4つの事例と1つのリハビリ例

桜新町アーバンクリニックで担当することが多い病気・障害の患者さんの例として、次の4つ事例を取り上げることにしました。

ケース①	がん末期	娘の結婚式列席を望んだ末期がん患者Aさん
ケース②	慢性疾患	不安定な心不全で入退院を繰り返していたBさん
ケース③	神経難病	SNSで情報発信しながら療養を続けたALS患者Cさん
ケース④	老衰	摂食リハビリで経鼻経管栄養から経口摂取可能になったDさん

病気や障害の程度は患者さんによって異なります。家族構成や人間関係、家族が抱える事情もまちまちです。人生の価値や生きがいは人それぞれですし、地域性やお国柄、宗教観、人生観・死生観の違いもあるでしょう。

それを前提に、在宅医療がどんなきっかけや希望から開始されたのか、具体的にどんな医療・介護スタッフがかかわり、どんなサービスが提供されたのか。家族のかかわり、そして患者さん本人はどんな最期を送ったのか。

本章では以上のような視点から在宅医療の「導入期」〜「維持期」〜「最終末期(現在)」について、在宅医療の導入を考えている患者さんや家族に、在宅医療導入後のイメージを具体的につかんでもらうことを主眼に置いてまとめました。

各ケースでは本文のほか、背景や周辺事情などを述べた囲み記事を適宜設けてあります。本文で行われた在宅医療の大まかな流れをつかみ、病気・障害に関連したもっと詳

しい情報を知りたい場合は囲み記事も読んでみてください。

4つの事例に加えて、「ケース④老衰」に登場するDさんが受けた訪問リハビリテーションの詳しい内容を、

事例	訪問リハビリによる経口摂取訓練

として紹介しています。

なお、事例はいずれもフィクションです。登場する人物は架空であり、実在のものとは関係ありません。

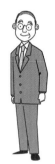 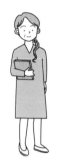 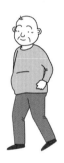 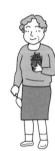

3

在宅医療のリアル

娘の結婚式列席を望んだ末期がん患者Aさん

キーワード

末期がん／抗がん薬治療／疼痛管理／医療用麻薬／職業と治療の両立／家族イベント／本人の希望と家族の希望

末期がん患者の在宅医療

国民の2人に1人ががんにかかり、3人に1人ががんで死亡する時代の在宅医療にかかわっていると、自宅で最期を迎える末期がんの患者さんが少しずつ増えてきている印象があります。一方で、在宅ならではのむずかしさを感じることもあり、この事例からその一片を感じとってほしいと思います。がん末期で自宅療養を選ぶのは、残された時間が少ないとわかっている患者さんが、大切な人や家族とともに貴重なひとときを過ごしたい場合がほとんどです。

在宅医療スタート

Aさん（男性、65歳）は末期の肝癌患者です。入院して抗がん薬による治療を受けてきました▶❶が、がんの進行に伴い、これ以上の治療はむずかしいとの主治医の判断で、本人や家族の意見で在宅医療を希望▶❷しました。

入院先病院の退院支援を受けて、在宅医療を利用▶❸することになりました。

❶入院での抗がん薬治療

入院治療していた患者さんの治療がいよいよ困難となったときに、主治医が「緩和的ケアを行う他の病院への転院」「退院して自宅での療養」を提案することが多いです。

自宅療養の場合、本人の病状によっては看護・介護が必要に

なります。それらを家族が行うのか、医療・介護専門職の手助けが必要か、その度合いなどは退院前カンファレンス(▶ p.79)で相談します。

❷在宅医療を希望

本人と家族が今後の療養先として在宅を選んだ場合は、病院の相談室(医療連携室や退院支援室など病院によって呼称はさまざま)から在宅療養支援診療所に連絡がいく流れになります。

❸在宅医療の開始

入院先病院からの紹介で在宅医療が始まる場合、病院のソーシャルワーカーから「桜新町アーバンクリニックのエリアで在宅医療を希望される患者さんがいます」というような照会がきます。訪問医をはじめとした医療スタッフがケアマネジャーなどとともに病院を訪問し、退院前カンファレンスに参加します。あらかじめ病状を把握し、本人や家族と顔合わせをしておくことで、在宅医療をスムーズにスタートできるからです。

導入期

在宅での末期がん医療では、痛みや呼吸苦、吐き気や嘔吐、むくみ、精神的不安などの苦痛を緩和させる目的で鎮痛薬などの投与や医療処置▶❹を行います。

Aさんは退院後、仕事を再開▶❺。当初は自分で自動車を運転し、後には奥さんによる送り迎えで通勤していました。このころは出勤する体力もあり、仕事の引き継ぎなどからすぐに退職できない事情もあったためです。

❹緩和目的の処置

末期がんの医療処置の一般にさまざまな症状に対する注射、点滴、吐き気に対する胃管挿入、排尿障害に対する尿道カテーテル挿入、腹水・胸水を取り除く穿刺排液などがあります。Aさんの場合、退院当時は、痛みのコントロールは良好でしたが、腹水がたまっていたので定期的な腹水の除去を行っていました。後に内服薬では痛みをスムーズに取りきれなくな

り、医療用麻薬（モルヒネなど）の持続注射への変更を行いました。

症状緩和の基本は内服薬です。医師の処方にもとづいて、保険薬局の薬剤師が薬剤の管理・指導を行います。なお、在宅緩和ケアにおいては、症状の出現や悪化に対して何度も薬が変更されることがあります。看病のかたわら薬局に行くのが大変であれば「訪問薬剤管理指導」を利用することができます（▶ p.148）。量が多くて内服がむずかしいなどの困りごとがあれば、服薬を確実にしてもらうノウハウを薬剤師がもっているので、処方薬を取りに行ったときにぜひ相談してみてください。

❺在宅医療を受けながら通勤

仕事の引き継ぎ、家業の継続、事業の整理など、仕事がらみの事情は人それぞれ。自宅で療養できる在宅医療では、医療を受けながら仕事をすることも可能です。

維持期

　Aさんは奥さん、娘さんの3人暮らし。娘さんは翌年5月に結婚式を予定していました。結婚式にはなんとか列席したい、娘の晴れ姿を見届けたい…、それがAさんの強い希望▶❻でした。しかし、週を追うごとに痛みが増し、モルヒネの投与も増量。食欲も落ちて目に見えて衰弱が進みます。在宅医療を開始後1か月の12月には外出もむずかしい状態になりました（がんの細胞組織が急激に増殖するさまをラッシュ状態といいます）。余命は2～3か月▶❼といったところでしょう。

　主治医が「5月の結婚式への列席はむずかしい」と家族に伝えたところ、結婚式に先立って3月に記念撮影することに。家族全員が正装し、写真スタジオで記念撮影しました。Aさんは列席できないことを最期まで残念がっていましたが、記念撮影できたことには満足しているようでした。

❻患者本人の希望

希望や本音を医師に言うことをためらう患者さんでも、看護師やケアマネジャーに希望をもらしたり、涙を流したりしながら本音を語ってくれることが多々あります。遠慮して言い出せず、「こんな状態だから無理だよね…」「外出はダメだよね…」など、患者さんが内心あきらめていることがわかると、医療スタッフはがぜん燃えて実現してあげたいと思うのです。こうしたスタッフからの報告を集約して本人の希望に対応していきます。

❼余命の説明

病状といつまで生きられるかの説明は医師の責任なので、桜新町アーバンクリニックでは本人の意向を聞いたうえで医師からきちんと説明するようにしています。その際、在宅医療前に治療を受けていた病院で説明されていたこと、はっきり言われていなかったことなどと食い違いが起こらないよう注意しています。

家族には説明されていて本人だけが知らないケースはまだまだ多いのです。本人の内心をおもんぱかった家族の対応なのかもしれませんが、しかし思い悩んでいる本人を前にすると、今のうちに「残したいことはないか」「やりたいことはないか」と医療スタッフが葛藤することも少なからずあります。

3
在宅医療のリアル

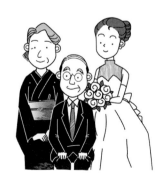

最終末期

　記念撮影の数週間後、Aさんはベッドから起き上がれない状態にまで衰弱。家族に看取られて ▶❽亡くなりました。

　Aさんの遺言で娘さんの結婚式は延期することなく、予定どおり５月に行われました。

> **❽自宅での看取り**
> 在宅医療というと「自宅での看取り」ととらえられがちですが、看取りは結果にすぎません。亡くなるまでの過程をどう築いていくか、家族と過ごす大切な時間をよりよく送れるよう支えるのが在宅医療の務めだと思っています。

まとめ

　在宅医療を受けている人が自宅や介護施設で亡くなる割合は一般に40〜50％程度、桜新町アーバンクリニックではそれより多くて85〜90％くらいです。

　身内の死を体験した家族は強い喪失感を覚えます。喪失に直面したときに生じる身体的・行動的・心理的な反応を悲嘆（グリーフ）といいます。

　桜新町アーバンクリニックでは、患者さんが亡くなった後、四十九日ころに自宅を訪問し家族と面談するお悔やみ訪問を実施しているほか、遺族会（こかげカフェ ▶p.220）を主宰し、遺族のその後の生活サポート、遺族どうしの交流を図っています。

　こうしたグリーフケア（悲嘆の援助）の実際は、第５章で紹介しています。

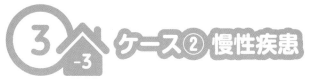

3-3 ケース② 慢性疾患

**不安定な心不全で
入退院を繰り返していたBさん**

キーワード

慢性心不全／慢性疾患／生活習慣の改善／食習慣が及ぼす悪影響／
同居家族のサポート／服薬管理

慢性疾患患者の在宅医療

慢性疾患は高血圧、糖尿病、心不全、肺気腫など多岐にわたります。
長い間付き合っていく病気のため、在宅医療でかかわる期間も長く
なります。症状が安定しているときと悪化したときの振れ幅が大き
いのも特徴です。在宅医療でかかわっていれば、いかにして安定し
た状態をキープするのか、悪化したとしても早期にサインを見抜い
ていかに入院を回避するのかといったヒントを読みとってもらえる
と思います。

在宅医療スタート

　Bさん(男性、88歳)はひとり暮らし。慢性心不全でペースメーカーを装着しているほか、軽度の認知症があります。もともと日常生活は自立して送れていましたが、心不全の症状が安定せず入退院を繰り返していました。自宅で過ごしたいBさんの意向から、入院先の病院を通じて在宅医療へ移行することになりました。

　入院先病院と桜新町アーバンクリニックとで退院前カンファレンスを実施し、今後再び心不全が悪化したときは、苦痛が強い場合は救急搬送、判断に迷う場合は訪問看護か往診で病状を確認し、自宅での治療で乗りきれそうかを判断するという方針となりました。病院医師から、救急搬送

3 在宅医療のリアル

103

となった際には再入院可能と了解を得ました。

導入期

　Bさんは、1日1Lの飲水制限にもかかわらず2L以上飲んでいたほか、塩分や糖分の濃い味付けを好んで調味料を追加でふりかけたり、朝昼夕以外に冷蔵庫内の食品を食べたりするなど、今までどおり自由気ままに暮らしていました。薬は冷蔵庫にしまい込んであり、つど取り出して飲むため飲み忘れも多かったようです。

　Bさんの慢性心不全が急性増悪する原因は、飲水過多によるうっ血性心不全 ▶ ❶ でした。急性増悪を回避するには薬を忘れずに飲むこと、水分と塩分制限を守ることが重要です。短期記憶に障害があり、病識（自分が病気であるという自覚）が薄いBさんに自己管理してもらうのは無理のようでした。

　Bさんの自己管理を前提に始まった在宅医療でしたが、介入当初、3週間で体重が12Kgも増えるなどして急性増悪を起こし救急搬送、入院となりました。

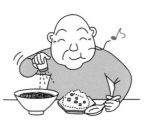

❶心不全とうっ血症状
心不全とは、心臓のポンプ作用が正常に機能しなくなり、十分な量の血液を全身に送れなくなったり、肺や肝臓などの主要臓器に血液がとどこおったりする状態をいいます。ゆるやかに進行するものを慢性心不全といい、時間をかけて呼吸困難、下肢やおなかのむくみなどうっ血症状が表れ、少しずつ日常生活に支障が出てきます。

維持期

退院後、息子夫婦との同居をきっかけに状況は好転します。お嫁さんがバランスのとれた減塩の食事を提供してくれ、調味料もBさんがわからない場所に保管してもらいました。「心不全手帳」（心不全患者が主体的に体調管理に取り組めるよう日本心不全学会が作成・発行する手帳）の利用もすすめ、本人は元気で自覚がなくても体重増加や浮腫が心不全悪化の指標になることを理解してもらい、毎朝の体重測定も定着しました。

近所に住んでいた息子さんが声かけする程度だった服薬も、服薬カレンダー（薬を正しく飲めるよう考えられたカレンダー型のピルケース）の導入、お嫁さんによる頻繁な声かけ ▶❷で、きちんと守られるようになりました。

診療面では訪問薬剤管理指導 ▶❸を導入し、薬剤師が訪問時に、心不全手帳から体重が著しく増加していることを情報収集し、医師に利尿薬の増量指示を得て、事前に準備してあった追加分の利尿薬を服薬カレンダーのポケットにセットするようにしました。飲み忘れを防ぐためと、Bさんや家族の負担を減らすために内服回数を1日2回から1回へ減らしました。

Bさん担当のケアマネジャーがデイサービスへの通所を提案し、開始したのもこのころです。デイサービスを利用することで、服薬管理、栄養管理、水分管理、清潔保持がよりうまく行えるようになりました。

❷家族の協力が大事

最初の再入院時は息子夫婦が同居していなかったので、生活のようすがわからなかったのも急性増悪の一因でした。同居後は、看護師、医師がお嫁さんにお願いして、服薬、飲水量

3

在宅医療のリアル

を注意してみてもらうようにしました。お嫁さんは本人が1日のほとんどを過ごすダイニングテーブルの周囲にメモを貼りまくって服薬を促し、冷蔵庫のドアには「何か飲みたいときは声をかけて！」とメモを貼りました。1日で飲める量が入る水筒を手もとに置いて「これ以上は飲まないで」と本人に繰り返し言い、本人もようやく飲水制限が必要であることを記憶できたようでした。このように在宅医療では、家族の協力はとても重要なのです。

❸服薬の調整

在宅医療では、医師が訪問診療時に処方せんを発行し、保険薬局に本人や家族が薬を取りに行くことになります。ただし、患者さんの体調が悪くて薬局へ行くことがむずかしかったり、薬の使い方・管理に不安がある人などは訪問薬剤管理指導を利用できます。訪問薬剤管理指導では保険薬局の訪問薬剤師が自宅に処方薬を届けてくれ、薬の相談に乗ってくれたり管理を引き受けてくれたりします（▶p.148）。

訪問薬剤師ではなく、医師と看護師が連携して、薬の調整や配薬、内服確認などを行うこともあります。

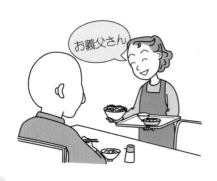

現在

半年に1度のペースメーカー外来受診時に2度目の入院となった以外、在宅療養の最長記録を更新中です。入院の際も在宅での療養経過を情報提供し、収容もスムーズでした。

同世代の芸能人が亡くなったニュースを見たBさんの発言「死ぬっていうのはどういうことなんだろう…」から、ご自身の死生観 ▶❹ について話題を向けたところ「朝起きたら黙って死んでいたほうがみんなに迷惑をかけないだろうね」と言ったことは息子夫婦とも共有しています。

3

在宅医療のリアル

---

❹ACP（アドバンス・ケア・プランニング）
こういった機会をとらえ、こまめに話題を振って本人の意思を引き出しておくことは大切です。ACPとは、本人の価値観や目標を理解し、今後の治療やケアを話し合うプロセスのことです。このプロセスのなかで、患者さん本人が判断能力を失ったときにどんな治療を選択するか、事前に自分の意向を口頭か書面で示しておくのです。

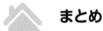

まとめ

慢性疾患の在宅療養のポイントは、本人の性格やそれまでの生活習慣を把握し、それに合わせたケアの方法を提案できるかです。在宅医療開始当初、介入したい点は多々あっても同時にたくさんのことは実行できません。

Bさんのケースでも、医療スタッフが入退院を繰り返すごとに本人と家族ができることを少しずつ探り、提案していきました。慢性疾患は長い療養になるため、「焦らず着実に！」が鉄則です。

3-4 ケース③ 神経難病

SNS で情報発信しながら
療養を続けた ALS 患者 C さん

キーワード

神経難病／延命治療拒否／緊急搬送時／患者と家族の意向の相違／
家族と医療スタッフ／自宅外での看取り

神経難病患者の在宅医療

脳や神経の病気のうち、原因不明で根本的な治療法がないものを神
経難病といいます。その多くは筋肉が徐々に萎縮し、全身の機能が
衰えて最後は寝たきりになります。ゆっくり進行する病気なので、
生活を他者に少しずつゆだねていく必要があります。在宅では、ケ
アをする家族やホームヘルパー、看護師と相談しながら、自分自身
に残された能力をいかして生活することができるでしょう。
一方で、進行すれば医療的介入の増える病気です。胃ろう管理や痰
の吸引、人工呼吸器などに対する家族の受け入れが問題となってく
る可能性があります。在宅療養が続けられなくなったとき、簡単に
介護施設が見つからないこともむずかしい問題です。

在宅医療スタート

Cさん（女性、受診当時70歳）はご主人、子どもたちと
同居しています。数年前、物が握りにくい、細かい作業が
しにくくなったと感じて医療機関を受診したところ、筋萎
縮性側索硬化症（ALS）と診断されました。

軽症のうちは外来で治療を受け、トイレにも伝い歩きで
通えていましたが、下肢の麻痺から這い歩き、やがて自力
では動けなくなりました。自宅で暮らしたいというCさん
本人の強い希望で、在宅医療の開始▶❶となりました。

❶在宅医療に至った経緯
異常を感じてからもしばらくはALSの診断がつかず、診療所
や病院を転々としていたCさんは医療機関に不信感を抱いて
いました。Cさんは自分が納得できる医療機関を探すために
インターネットを検索して桜新町アーバンクリニックを見つ
け、在宅医療がスタートしました。

導入期

ベッドに寝たきりになっても自分らしく生きたい、自宅
で過ごしたい気持ちが強いCさん。発症前から続けていた
SNSではALSの病状を発信しながら、同じALSの患者
さんらと熱心に交流を続けました。

延命を希望せず、「食べられなくなったらおしまい」が
口ぐせのCさんは難色を示したものの、症状緩和の内服薬
投与のためと病院専門医にすすめられて胃ろうを造設しま
した。一方で、気管切開による人工呼吸療法はかたくなに
拒みました ▶❷。

高齢のご主人や、後に述べる事情から子どもたちによる
ケアは期待できないため、痰の吸引は自分でできるよう早
くから口腔内吸引の練習をしたほか、症状が進んだときに
備えて文字盤などのコミュニケーションツールもそろえま
した。

❷延命治療を望まない／本人による治療法の希望

訪問医は延命治療に対する患者さんの希望を第一に優先して考えます。近くで介護にあたる家族の意向ももちろん大切にします。介入当初から希望について確認しますが、病気が進行してきたと考えられるポイントごとに希望を再確認し、胃ろうや人工呼吸器をつけたときのメリットとデメリット、家族への影響を説明します。このように患者さんと家族が少しでも納得して選択してもらえるよう情報提供を繰り返し行っていきます。

維持期

　訪問診療・看護の内容は、ALSの進行を遅らせる薬の点滴療法が中心でした。

　Cさんの最大の不安は痰詰まりによる窒息でした。実際、在宅療養末期の2か月間で「痰がすっきり取れない」と緊急コールが数回ありました。そのときは窒息ではなかったため緊急訪問で事なきを得ましたが、訪問までには30分程度はかかってしまうため、Cさんの不安はさらに大きくなりました。訪問医からは、まずは緊急コールしてもらえば、Cさんの自宅に向かいながら電話で指示も出せることを説明しましたが、不安は解消されませんでした。そのため、窒息が起きたときは119番通報▶❸してほしいと説明しました。

　在宅医療では、Cさんの家族と在宅医療スタッフとの関係、コミュニケーションも大きな課題でした。

　Cさんの強い要望で始まった在宅医療ですが、一部の家族の意向は異なりました。「自宅で息が止まったときのことが不安」「本人に重い負担がかかる」という家族の不安や負担から関係が悪化することもありました。そのたびにC

さんの心はゆらぎ、「病院に入院する」「施設に入所する」「レスパイト入院でつなぐ」「マンションに引っ越して夫と2人暮らしする」など、今後の療養への思いがころころ変わりました。

　Cさんの日常生活の介助は家族も協力してくれますが、痰の吸引など医療処置への協力はむずかしい▶❹ようでした。見知らぬ医療スタッフやホームヘルパーがほとんど毎日複数回家に入ることに家族は気疲れしており、次第に顔を見せなくなりました。訪問診療時にも同席しないため、コミュニケーションをとる機会もなかなか得られません。複数の看護師のほかにも、作業療法士や介護事業所もかかわっており、多くのスタッフがタイムリーに状況を共有する大変さもありました。

❸ **延命治療を希望しない場合の119番通報**

延命のために気管挿管されてしまうことを恐れて窒息時の119番通報をためらうCさんには、「救急隊や搬送先の病院で気管挿管を希望しない意向を伝えられる」と説明しました。もし救急車を呼ぶような事態が起きたとき、119番通報と同時に訪問医に緊急コールはしてもらうようにします。救急隊や搬送先の病院に患者さんの延命治療の希望も含めた情報提供を行う必要があるからです。家族は、日ごろから延命治療について患者さんの希望を共有しておく必要があります。医師からも情報提供はしますが、救急隊や搬送先に代弁者である家族からも伝えてもらうとよいでしょう。リビングウィル（生前意思）というかたちで書面に残しておくこともできます。

❹ **家族の理解が得られない**

介護する家族は自宅での人工呼吸療法や痰の吸引は無理だと思い、在宅医療に否定的な場面もありました。
家族には（訪問時は不在になることが多いので）桜新町アーバンクリニックの事務所で家族面談を何度も行って、必ずしも家族が介護をしなければいけないわけではないことを説明し理解してもらいました。

最終末期

　家族の不安軽減のためにレスパイト入院▶❺をすすめ、定期的に使用していました。しかし、最終的にＣさんは在宅医療を続けるのは困難だと判断し、介護施設への入所を決心します。

　Ｃさん自身が希望する施設をインターネットで探し、そこに入所することができました。訪問医が面会に行くと、在宅療養に反対していた家族から離れたことでストレスが減り、心情的に落ち着いた日々が得られているようでした。その後しばらくして、Ｃさんは自分が選んだ施設で亡くなりました▶❻。

---

❺レスパイト入院
レスパイトとは「一時休止」とか「休息」という意味で、家族の都合で一時的に在宅介護ができなくなった場合や、介護疲れした家族の休息のために、患者さんが短期間入院することをレスパイト入院といいます。
❻在宅医療の中止と入所先
家族の介護負担や本人の不安の強さ、Ｃさんのような家族関係などから必ずしも最期まで在宅医療をまっとうできるとはかぎりません。桜新町アーバンクリニックとして在宅医療をかたくなに主張するわけではなく、患者さんの希望が第一であり、柔軟に対応すべきだと考えています。ALSのような神経難病の患者さんに対応できる介護施設、ましてや金銭やケアの心配なく安心して過ごせる施設は非常に少ないのです。

まとめ

　在宅医療では必ずしも家族全員の全面的な賛成や協力を得られるわけではありません。患者さん本人と家族の希望がかけ離れているケース▶❼にはしばしば遭遇します。

　Cさんは自分の思いを発信する能力に長けた人でした。それゆえに、思いが伝わらないいら立ちを感じていたのでしょう。一方で、医療スタッフらには「一緒に伴走してほしい」と言い、スタッフもともに悩み、Cさんの生き方を肯定するかかわりを行ってきました。

　結果的に自宅で最期を迎えることはできませんでしたが、この家族の幸せとしてこれがベストの対応だったと思います。

　Cさんは最期まで動く手でタブレット端末を操作してSNSで情報発信していました。同病の知人たちが次々に亡くなっていくなか、気丈に発言を続けていたのは、SNSがCさんの考えを受け止めてくれる大切な場所だったからであり、コミュニケーションは人間が生きていくうえで欠かせない大切なものだからなのでしょう。

3

在宅医療のリアル

> **❼家族関係と介入**
> 在宅医療では患者さんの希望を守ることを大事にしています。家族関係が本人の希望する生活に影響を及ぼすこともあり、その場合、医療スタッフやケアマネジャーが状況に応じて介入する場合があります。虐待など深刻な状況のときは行政が介入することもあります。

3-5 ケース④ 老衰

嚥下リハビリで
経鼻経管栄養から経口摂取可能になったDさん

キーワード

パーキンソン病／胃ろう・経鼻経管栄養／誤嚥性肺炎／摂食嚥下障害／嚥下リハビリテーション／多職種連携

老衰が進む患者の在宅医療

病気が直接的原因ではなく、加齢とともに心身が衰えていく老衰。少しずつ身体を動かせなくなり、食欲や飲み込む機能も落ちていきます。誤嚥性肺炎や転倒による骨折、尿路感染症などは起きやすいアクシデントといえます。これらを契機に入院すると多くの場合、退院後には日常生活に必要な身体機能や認知機能が低下してしまいます。この事例では家族や医療スタッフの介入が功を奏して一時的に回復できましたが、回復を見込めないまま亡くなることも多くあります。

在宅医療スタート

Dさん（女性、94歳）は6年前にパーキンソン病と診断されました。自宅で療養し、外来医療を受けていましたが、疾患の進行により自力でトイレに行けず寝たきりとなりました。

誤嚥性肺炎を起こして入院。肺炎の治療中は経口摂取（口から食べること）をやめ、鼻からチューブを入れて栄養剤や薬を注入する経鼻経管栄養が行われました▶❶。肺炎が治癒しても経口摂取があまり進まなかったため経鼻経管栄養のまま退院となりました。

❶経鼻経管栄養や胃ろうを嫌がる
誤嚥性肺炎で入院した場合、経口摂取が中止されたまま治療が進むことがよくあります。その後、食事が再開されますが、絶食によって嚥下機能が低下、衰弱しているため、以降は「経鼻経管栄養にしましょう」と提案される場合も少なくありません。家族は点滴か、チューブにするかの選択を強いられることになります。

導入期

Dさんは長女夫婦と同居。近隣に住む次女らからも慕われ、自宅療養でも娘さんたちの献身的な介護を受けています。退院時のDさんは経鼻チューブを勝手に抜去しないよう、両手に抑制ミトンを装着されていました。「経鼻チューブが不快」「何も触れずつらい」「食べたい、飲みたい」。Dさんの身体の衰えと、抑制ミトンで拘束されている ▶❷ 姿が痛ましく、家族はとても見ていられなかったといいます。

「食事介助するのが怖い、なんとか口から食べてほしい」との娘さんたちの要望から、在宅医療を受ける ▶❸ ことになりました。訪問診療のほか、歯科医師、管理栄養士、など多くのスタッフがかかわった「口から食べることを取り戻そうプロジェクト」 ▶❹ の始まりです。

❷経鼻栄養や胃ろうを嫌がる
Dさんのような高齢者が絶食を強いられると経口摂取できなくなることは珍しくありません。経鼻栄養なら受け入れるとの条件で入院したDさんでしたが、チューブを嫌がっ

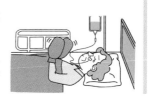

3
在宅医療のリアル

て抜いてしまうため、抑制ミトンで拘束されていたのです。

❸食事介助と嚥下訓練

Dさんは入院前は普通に食事ができていたことから、ちょっとした嚥下訓練をすれば再び食べられるようになると思われました。また、軽度の嚥下困難があっても退院時に話せる状態の人は、経験上、口から食べられるようになることも多いのです。

❹多くのスタッフがかかわった「口から食べることを取り戻そうプロジェクト」

娘さんたちからの相談に訪問看護師が食物の形態、飲み込む体位などの助言をした後、管理栄養士や歯科医師が加わって嚥下のリハビリテーションを行うことになりました。p.119では、Dさんに対して行われた訪問リハビリテーションの具体的な内容を紹介しています。

維持期

Dさん本人があるとき経鼻チューブを自分で抜いてしまってからは、家族も食事介助が怖いからと訪問看護師にまかせているだけではいられなく▶❺なりました。当初は軟らかい市販食品や嚥下食を利用していましたが、自分たちでつくったものも食べてほしい、Dさんの好物を食べさせたい気持ちから家族は調理も食事介助も積極的に行うようになりました。

Dさんも「おいしい」「しょっぱい」「もういらない」など発語も多くなり、コミュニケーションの機会が増えました。抑制ミトンや経鼻チューブがない状態ですっきりしたのでしょう、笑顔も増えました。原因不明の発熱もチューブを抜いた後はなくなりました。

このようなDさんの変化もあり、娘さんたち家族は入院前の状態に戻ってきたと安心し、経管栄養は二度としないと決心しました。

❺看護師同席で食べる練習開始
最初は看護師同席で徐々に慣れて、家族だけで食べる練習を始めていきました。

現在

Dさんはチューブを抜いて1か月後にはなんとか口から食事がとれるようになりました。退院直後は幻覚が見えたり落ち着かないようすもありましたが、減薬の影響 ▶ ❻もあって症状は落ち着き、穏やかに暮らしています。

❻服薬指導・管理と減薬
パーキンソン病薬の副作用と思われる幻覚、せん妄が出現し減薬しました。すると症状は治まりましたが食べ物を口にため込むパーキンソン病の症状も現れました。その後は微調整を行い改善。薬を口から飲み込むこと自体が負担であったため、粉にしたり、内服薬に優先順位をつけて、飲めなければそれでかまわないと指導しました。

まとめ

Dさんのように、経鼻や胃ろうによる経管栄養をやめ、経口摂取を再開できるケースは決して珍しいことではありません。入院先できちんとした嚥下評価や食事評価がされていない場合、自宅に戻って再度評価を行ったところ経口摂取が可能とわかり、経口移行できることがあります。

経口摂取は無理と評価されても時間経過により嚥下機能が改善され、再評価を行って一部経口摂取が可能になる ▶ ❼こともあります。

高齢者は環境が変わることで認知機能が低下しやすく、不安感から食事や水分の摂取量が減り、経管栄養となることがあります。経管栄養チューブを入れられると、抑制ミトンなどで身体拘束される場合もあり、より精神的に落ち着かなくなって入院治療が継続できず、食べられないまま早期退院という状況も起こりえます。そのような場合は、自宅に帰ったことで安心して食べ始めることもよくあります。本人の嗜好をよく知る家族が提供する食事であることも大きいでしょう。

　嚥下能力評価の結果、経口摂取のみでは十分な栄養や水分が摂取できないと予測されても、経管栄養をやめてチューブを抜くことを希望する場合は、衰弱していくことを承知のうえで経口摂取のみとする場合もあります。

---

❼再評価による経口摂取の再開

入院中になんらかの原因で十分な食事をとれず、胃ろうを造設されて退院するケースもあります。退院前に適切な食事評価がされればよいのですが、胃ろうからの経管栄養のみで退院し、退院後に経口摂取量が増えて胃ろうからの栄養が不要となることもあります。

入院中に「もう口から食べられません」といわれていてもあきらめず、適切に評価・対応することで食べられることはよくあります。本人の食べる楽しみ、それを囲む家族の幸せを在宅医療で取り戻すことができるのです。

3 -6 事例：訪問リハビリによる経口摂取訓練

経鼻や胃ろうによる経管栄養から、再び口からご飯を食べられるようになる——。自宅で介護している家族のみなさんにはとても関心が高い話題だと思います。

「ケース④老衰」で紹介したDさんが受けた訪問リハビリテーションによる経口摂取訓練は、管理栄養士を中心に家族も含む多くの医療スタッフがかかわった多職種連携による成功例として、在宅医療の真骨頂ともいえるものです。

桜新町アーバンクリニックがDさんに行った経口摂取訓練の内容、Dさんが口から食べられるようになった経過を紹介します。

3

在宅医療のリアル

経口摂取訓練の内容とリハビリの役割分担

経口摂取の訓練
● 少量のトロミ水・ゼリー飲料などから開始し、徐々に食形態や摂取量を上げていく段階的経口摂取訓練を行った
● 経口摂取以外の訓練として口唇や舌の体操、開口訓練、発声、昔ながらのおもちゃである吹き戻しを途中で併用した

経口摂取リハビリの役割分担
1つの職種だけでは安全に継続できる食事設定を確立するのは困難です。主治医、歯科医、看護師、摂食嚥下障害看護認定看護師、管理栄養士が訪問時間を合わせたり、メールで最新の現状を共有しながら、各職種ができることを提

案し実行、情報共有しました。

　専門職が実施し、家族へ伝達、家族が実施する流れで経口摂取訓練を進めていきました。

歯科医師	嚥下内視鏡（VE）検査、義歯調整。本人が食べるところを家族に見てもらいながら食形態をともに決定
理学療法士・作業療法士	全身の拘縮改善。食堂に移動していす座位で食べられるようなポジショニングを決定
管理栄養士	本人に適した食形態の調理方法を家族に伝達。栄養補助食品の提案・評価、必要な栄養・水分量の設定
摂食嚥下障害看護認定看護師	ベッド上での食事摂取環境の設定。吹き戻しで口腔機能アップの提案
家族	毎食の準備と摂食介助

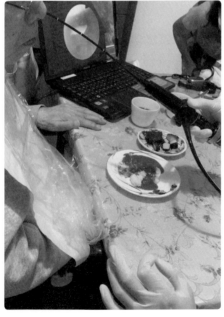

歯科医師による嚥下内視鏡検査のようす。食べ物を飲み込む状態を観察して現在の機能を評価する

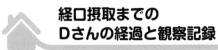

経口摂取までの Dさんの経過と観察記録

退院当日	● 経鼻胃管チューブを留置、チューブ抜去予防に両手に抑制ミトンをつけた状態で退院 ● 入院中は少量のゼリーを摂取したのみ。必要な栄養と水分は経管栄養からすべて摂取 ● 医師、管理栄養士が自宅訪問。体調、栄養状態、経管栄養量などを確認 ● 家族は経口摂取を進め、抑制ミトンを外すことを希望
退院翌日	● 摂食嚥下障害看護認定看護師と管理栄養士、訪問看護師が訪問 ● 本人は「好き」「食べたい」などの発語あり ● スポンジブラシ（先端がスポンジでできている棒状のブラシ）による口腔内清掃、口腔内刺激を実施。唾液の嚥下ができ、咳払いも可能であった ● トロミ水とゼリーで現在の嚥下状態を評価。数口食べると咀嚼運動がみられた ● 訪問看護師が、少量のゼリーとトロミ水を用いた経口摂取訓練を1日1回昼食時に開始し、週7日で継続。1週間経過した時点で、1日1食150kcal、水分150mLほど摂取できるようになった
1週間後	● 発熱あり、尿路感染症疑いで抗菌薬の内服を開始 ● 訪問歯科医による嚥下内視鏡検査実施
2週目	● ペースト食やお粥、茶碗蒸しなどのやや栄養価の高い食品を試してみることを主治医と協議し、摂取を開始 ● 摂取後15分経っても痰がらみはみられずSpO2（経皮的動脈血酸素飽和度）も変化なし。不顕性誤嚥（むせ込みはないのに誤嚥していること）のリスクは高くないと評価 ● 「おなかがすいた」「お茶を飲みたい」「プリンを食べたい」など発語も多くなり、食欲が増した。手足もよく動かしている
3週目	● 昼は経口摂取でも栄養と水分の充足は可能と評価し、経管栄養は朝夕のみへ ● 効率よく少量で栄養摂取できる栄養補助食品もいろいろな種類を評価。1日の栄養と水分摂取量を予測しながら進めた ● 義歯の不具合があったので訪問歯科医に調整を依頼し、治療した

3
在宅医療のリアル

1か月後	● 経管チューブを患者が抜いたと連絡あり。急きょ、管理栄養士が訪問。必然的に1日3食摂取となった。本人はスッキリしたようすで以前よりよく話し、声も大きくなり、機嫌よし
	● 経管栄養でとっていた800kcal、水分700mLすべてをいきなり経口からとることはむずかしいため、食事に油脂類（油やバター）、栄養補助食品をまじえながら1日600kcal、水分600mLの摂取を目標とした
	● 5日後に訪問すると「びっくりするくらい食べている」とうれしそうな次女。1日700kcal、水分600mLとれるようになった
	● 経口移行して間もなく車いすで食堂へ移動し、いすに移って食事をとるまでの1時間を座位で過ごせる体力・耐久性が出てきた。この時点での食形態はペースト食
	● 歯科医による嚥下内視鏡検査実施。明らかな誤嚥はなく、スライスりんごを問題なく摂取。うなぎの小骨を口の中で選り分けて出せるなど結果は良好
	● ペースト食を中心に1品は咀嚼できるものを加え、徐々に食形態を普通の食事へ近づけていくことにした
現在に至る	● 経口摂取のみで自宅生活を送っている
	● 高齢のため食事が進む日と進まない日があるため、体調の変化をみながら多職種で経過を追っている

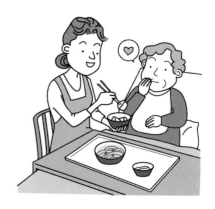

在宅医療の多様なサービス

在宅医療は、医師が訪問して診療を行う訪問診療、看護師が行う訪問看護、介護サービスのとりまとめを行うケアマネジャー、ホームヘルパーが介護や家事支援を行う訪問介護だけでなく、さまざまな職種の人たちによって提供される多様なサービスの集合体です。

本章では、在宅医療で提供される主なサービスについて、具体的にどんな内容であるのかを明らかにしていきます。

これらのサービスが、第3章「在宅医療のリアル」で紹介した4つのケースのどのシーンで活用されたのかを説明してありますので、あわせて読み進めればより具体的にイメージできるようになるでしょう。

住み慣れた自宅で自分らしい生活や生き方を取り戻すために

　訪問診療は、病気や障害によって身体機能や認知機能の低下がありながらも安心してその人らしく暮らしていくことを支える医療です。病気や障害で通院がむずかしい患者さんが、自宅にいながら診察や検査、薬の処方などをしてもらえます。自宅に訪問するため患者さんの生活をみながら、より的確な療養アドバイスができます。

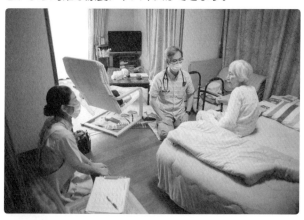

訪問診療でできること

医師の診療や療養アドバイス

　病状が安定している患者さんには、2週間に1回のペースで自宅を訪問して診療します。診療では、採血などの検

査、注射、投薬などのほか、経管栄養、中心静脈栄養、酸素療法、人工呼吸器管理などにまつわる医療処置を行います。床ずれ（褥瘡）の処置、認知症の人や家族のケア、がん終末期の緩和ケアも行います。

　自宅でも病院と同じように安心できる環境をつくるのが在宅医療です。病院で入院中に急に具合が悪くなったらナースコールで医師や看護師が呼べるのと同じように、在宅医療でも24時間365日いつでも電話で相談できるのです。必要に応じて医師や看護師が来てくれたり、患者さん・家族と相談して、入院を希望した場合は病院へ連絡して入院の調整をしたりもします。

4

在宅医療の多様なサービス

訪問診療の対象者

　訪問診療では入院や通院ができない患者さんが対象になります。具体的には次のような人たちです。

- 脳卒中等でまひがあるなど身体機能が低下した人
- 神経難病などで障害がある人
- 慢性的に痛みに悩まされている人
- 排尿や排せつ、呼吸などの医療的管理を必要とする人
- 最晩年を自宅で過ごしたい人
- 在宅ホスピスケアを希望する人

「自宅に戻りたい」という希望をかなえる

　残念なことに、在宅医療についての知識が病院の医師や看護師に正しく浸透していないこともあるので、入院していたり外来医療を受けたりしている医療機関から「退院はむずかしい」「在宅医療への移行はできない」と言われることもあるかもしれません。しかし、どんなに病気が進行し

ていても、たとえあと数日の命という状況でも、自宅に帰れないということはありません。患者さん本人や家族が自宅に帰ることを望んでいて、それを支える訪問診療や訪問看護・介護があれば、その希望をかなえられるでしょう。

もちろん解決しなければならない問題や、本人たちの不安をそのままにして無理矢理帰宅しても、本人が苦しい思いをしたり家族に大きな負担や不安があっては意味がありません。そうした課題をできるだけ事前に調整するために、入院先の病院と相談しながら、必要とされる医療や介護を準備し、自宅の環境を整えるなどの最適化を図ることも、訪問医や訪問看護師、ケアマネジャーなどの役割なのです。ですから、本人や家族、病院の担当者だけで結論を出さず、できるだけ早い段階で地域の訪問医やケアマネジャーに相談してみてください。

▶第3章「在宅医療のリアル」では…

導入期

退院前カンファレンスや初回訪問で「本人・家族の病状認識や今後の病状予測」「自宅で療養するにあたってどう過ごしたいか（自宅で穏やかに暮らしたい、不安いっぱいでとまどっている、やり残したことを成し遂げたいなど）」から始まり、

- 全身状態／苦痛症状／日常生活に必要な身体機能の程度／身長体重／認知機能の程度／医療処置が必要かどうか
- 同居者、協力してくれる家族
- 介護保険導入の有無／自宅の療養環境／連携先

などを確認します。
医療者がそばにいなくても24時間緊急コールはつながること、到着までに30分〜1時間程度はかかるものの往診も可能であることなど、訪問診療が病院と異なる点を説明します。訪問診療を始めておけば家族だけで介護できると思っている患者さん・家族もいます。しかし、実際始まってみると家族だけでは対応できず、何度も緊急コールをかけて相談することになる場合があります。訪問看護も利用しておくと、家族に介護方法を指導し、困難な部分はサポートしてもらえます。毎回訪問看護師に介護上の困りごとを共有し、対策を練っておくと、家族もセルフケア能力を高めることができます。

家族だけで介護がむずかしい場合は、訪問介護やその他のサービスもとり入れてカバーしていくことになります。多職種のさまざまな人がかかわる必要がある点を許容することが大事です。

訪問医から、自宅でできること、病院でできることを提示し、体調悪化時はどこで療養するのかを家族とすり合わせておきます。

維持期

今後、起こりうる症状について説明します。症状は病気によってさまざまです。早めに訪問医より情報提供し、備えていくことが大切です。

ケース①がん末期患者のAさんの場合は、新たな症状が複数出現し、薬の投与量が変化していく時期です。速やかに苦痛緩和できるように支援しました。

ケース②慢性疾患のBさんのように慢性疾患の維持期では、いかに急性増悪（急に症状が悪化すること）を予防するかがポイントになります。薬の実際の内服状況や管理状況、体重の推移、食事や水分の摂取状況、息切れ、浮腫、食欲低下などの症状チェックを行うほか、「心不全手帳」などの指導用ツールを用いて、本人にも主体的に病気のコントロールにかかわってもらえるよう意識づけしていきます。

家の中での過ごし方、どの程度身体的負担があるかの把握も重要です。1日に何度も階段をのぼりおりする、家事負担が多い、便秘による努責をかけているなど、日常生活における行動が症状の増悪につながることも多いのです。

最終末期

いよいよ最終末期（命の終わりまで1～2週間程度）となると、口から食べることや飲むことが困難になります。意識もうろうとしたり、現実にありえないことを言ったり、夜間も眠らず落ち着かないようにすなったりする（せん妄といいます）こともあります。

丸一日何も食べられなかったりすると、見守る家族は「こんなに食べないと衰弱してしまうから、点滴をしたほうがよいのでは？」と心配になるかもしれません。しかしながら、このような最終末期においては、点滴をしてもそれが回復につながることはなく、点滴自体もほとんどが水分で栄養にはなりません。何より食べなくなったり水分をとらなくなるのは、それらを身体が処理できなくなっているためで、自然な死に向かう身体の反応と考えるべきでしょう。それにあらがうように点滴することは、むしろ本人の身体に負担を与えるようなもの。結果的に身体がむくんでしまったり、痰が増えて呼吸が苦しくなったり、悪影響をもたらすことのほうが多いこともわかっています。

このような段階になると、薬を飲むこともむずかしくなります。ほとんどの薬は必要ない状態になりますが、がんの痛みなど苦痛に対

する鎮痛薬は継続する必要があります。その際は、貼り薬や坐薬、注射などに変更することができます。日々変化していく本人の体調をみながら、できるだけ穏やかな時間になるように、適宜、薬や飲食、環境を調整し、看護や介護によるサポートを増やして、家族はできるだけ本人のそばで過ごす時間をとれるようにしていきましょう。

訪問診療で提供可能なサービス

　在宅療養では病院のような医療を受けられないと思うかもしれませんが、そんなことはありません。訪問診療用の医療機器も発達し、自宅でも病院と遜色なく、検査や治療が受けられるようになっています。

- 診察、血圧測定、体温測定などの健康チェック
- 点滴、投薬などの治療
- 採血、検尿、喀痰検査、超音波検査、心電図などの検査
- 療養上の相談、指導
- 床ずれの処置
- 酸素療法、人工呼吸器管理などの医療機器管理・指導
- 気管カニューレの管理、気管内吸引
- 胃ろう・胃管の管理・交換
- 腸ろうの管理
- 尿道留置カテーテルの挿入・管理、導尿
- 人工肛門の管理
- 各種予防接種
- がん終末期の緩和ケア
- 脳卒中などの継続的加療

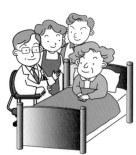

- 認知症などの加療、ケア
- 自宅での看取り、ターミナルケア

訪問診療の始め方

訪問診療に移行するタイミング

訪問診療を導入するタイミングを考えるとき、早すぎるということはありません。しばしば「家に来てもらうのはまだ早い」「終末期ではない」などと、「在宅医療＝看取り」のように誤解されていることがあります。訪問診療の役割は、病気を抱えた状態でも、安心してその人らしく暮らせるよう支えること。訪問診療が開始されて訪問を重ねるうちに、訪問医・患者さんの人となりや価値観などを相互に理解して、ゆるぎない信頼関係を構築していくには、それなりの時間も必要なのです。

あまり病状が重くなりすぎてからでは、支える家族も大変です。ある程度余裕のあるうちから、訪問医や訪問看護師の支援を受けることで、家族の介護力も徐々に上がって

4

在宅医療の多様なサービス

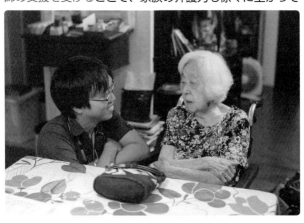

いき、気持ちにゆとりが生まれることで、患者さん本人の気分も楽になっていきます。

相談先

　始めたいときの相談先として、現在入院中なら病院の地域医療連携室に、自宅で療養中なら、外来主治医、地域包括支援センター、ケアマネジャー、訪問看護師に相談して在宅療養支援診療所を紹介してもらうのがよいでしょう（▶p.77）。

訪問診療のメリットを知る

　自宅で安心して暮らしていくためのさまざまなメリットがあります。

- 月2回以上定期的かつ計画的に訪問を受け、診療、検査、薬の処方、療養相談・指導を行ってもらえる
- 24時間365日いつでも相談できる、必要に応じて往診や病院紹介を受けられる
- 現在の病院主治医との併診も可能で、病院とのつながりが切れるわけではない
- 訪問診療を受けることで、病状や看取りに対する家族・主介護者の理解や対応力が向上し、入院を避け診療を継続できるようになる
- 患者さんの生活や人生観、家族背景などを踏まえ、希望する医療に反映できる
- 訪問看護、訪問歯科などの在宅医療サービスと連携してサポートできる
- ケアマネジャーと連携して介護保険で環境を整えられる

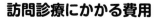

訪問診療にかかる費用

訪問診療は医療保険によって行われます。診療の内容や回数によって医療費が変動しますが、年齢と所得によって1〜3割が自己負担額になります。このほかにケアマネジャーなど介護サービスと連携して、自宅での環境整備のために「居宅療養管理指導料」という介護サービスの費用もかかります。病状が安定している患者さんでは1割負担の人で6,000〜10,000円程度になります。

次表は、在宅療養支援診療所が、病状が安定した患者さんに対して居宅への訪問診療を行った場合の料金の例です。

項目	回数	料金※
訪問診療料	1回当たり	888円
在宅時医学総合管理料 （24時間体制、在宅での医学管理）	月に1回	3,700円
居宅療養管理指導料	1回当たり （月2回まで）	295円

※1割負担の場合
※医療機関の種類・体制・提供サービスなどにより金額は変動
※薬局での薬代は別途発生

4

在宅医療の多様なサービス

個々の事情や病状に応じた 幅広いスタイルの療養生活を可能に

　訪問看護は、看護師が患者さんの自宅を定期的に訪問し、患者さんの病気や障害に応じてその人らしい療養生活ができるよう支援します。健康状態の悪化防止や回復に向けてもお手伝いしたり、その家族に対しても介護のサポートを行います。また、主治医やケアマネジャーなどに対して、必要な情報提供を行ったり、サービス調整を提案したりもします。薬剤師や歯科医師など地域の連携先との橋渡しも行います。

　「退院が決まったが点滴の管や胃ろうを自宅で管理できるか不安」「自宅で最期を迎えたい」「子どもが障害をもっており、自分たちだけで世話ができるか心配」「高齢で通院がむずかしいから自宅でリハビリテーションを受けたい」など、患者さんや家族それぞれの事情や病状に合わせた幅広いスタイルの医療や介護が可能になります。

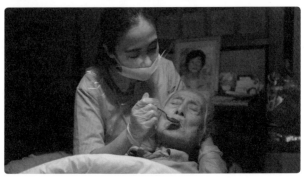

訪問看護でできること

医療処置からさまざまな相談・支援まで

　訪問看護は主治医の指示のもとで行います。健康状態の観察だけでなく、病院と同じような医療処置を行うことができます。自宅で最期を迎えたいという希望に沿うこともできます。

　病院に入院していた患者さんが退院するタイミングで訪問看護の利用を始める場合、入院先の病院と在宅医療を支える事業所（訪問看護、訪問介護、ケアマネジャーなど）が一堂に会し、退院前カンファレンスを行って、情報を共有し、在宅で安心して暮らせるよう医療面だけでなく、介護環境についても調整します。

子どもから高齢者まで、自宅や施設でも利用できる

　訪問看護は、子どもから高齢者まで、病状や障害が軽くても重くても、必要とするすべての人が受けられます。自宅以外、たとえば地域にある高齢者住宅やグループホーム、有料老人ホームなどでも受けることが可能です（制度により該当しない場合もあります）。

　訪問看護を行う事業所のことを「訪問看護ステーション」といいます。看護師・准看護師だけでなく、保健師・助産師・理学療法士・作業療法士・言語聴覚士が所属しているところもあります。

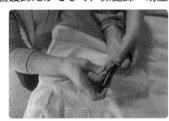

爪切りや巻き爪のケアも行う

4 在宅医療の多様なサービス

▶第3章「在宅医療のリアル」では…

導入期

コミュニケーションをとって信頼関係を構築する時期です。医師に本心を言えない患者さんは多いので、訪問看護師は本人や家族の代弁者となれるように努めます。どのように家で過ごしたいか、かなえたいことがあるか、それは実現可能かどうか、患者さんのナラティブ（語り）から人生観や価値観といった情報を収集します。

家族に介護力がある場合は自宅で必要となる介護や医療処置について指導を行います。具体的には、おむつ交換、飲食介助、移乗介助など、在宅酸素など医療機器を導入していればその使用方法、頻回な吸引が必要であればその方法などです。

ケース②慢性疾患のBさんのような心不全の患者さんはセルフケアの指導が大切です。しかし、Bさんは訪問看護の必要性やセルフケアの重要性を理解していないため、なかなか提案を受け入れてもらえません。たわいないコミュニケーションを重ねながら少しずつ人となりやふだんの過ごし方を知っていきました。ほとんど入浴していなかったBさんに足浴や清拭などのケアを施すと感謝してもらえ、繰り返し促してきた血圧測定や体重測定を日課として行ってもらえるようになりました。同時に服薬カレンダーを導入したり、どんなときに緊急コールをしてほしいかを家族と共有しました。

維持期

いかに穏やかな生活を長く維持できるかが大切です。体調変化（いつもと違う）により留意し、異常の早期発見に努めます。患者さんが安楽に過ごせるように環境調整も行います。つらい症状が出現した場合は医師に報告して治療や症状緩和の薬の指示をもらいます。必要に応じて一時的に訪問回数を増やすこともあります。

導入期から患者さんと話してきたやりたいことをかなえられるような支援も行います。患者さんが「最後に桜を見たい」と望んだため、急遽リクライニング車いすを借りて出かけたりしたこともありました。介護疲れが過剰になっていないか、病状の変化を理解できているか家族からヒアリングし、必要があればケアマネジャーや医師からも介入してもらいます。

最終末期

体調がめまぐるしく変化するので、介護サービスにかかわる事業所と密なコミュニケーションをとる時期です。苦痛や体調の悪化があれば医師に報告して症状緩和に努めますが、それに伴って福祉用具専門相談員やホームヘルパーが介入することも多いです。訪問看護では毎日や1日複数回の訪問も可能であり、病状や本人・家族の希望に応じて回数を増やし、症状の観察や処置に加えてマッサージ、

足浴など、本人にとって安楽なケアを探します。患者さんの死が近いことを家族が受け入れられているか確認したり、本人と意思疎通ができなくなったとき、どんなかかわりをすればよいかアドバイスしたりと、家族へのフォローも大切になる時期です。

提供可能なサービス

訪問看護で受けられるサービスには具体的には次のようなものがあります。

サービス例	内容
病状の観察	バイタルサイン測定、食事状況、排せつ状況、身体観察など
在宅療養のお世話	身体の清拭・洗髪、入浴、食事、排せつなどの介助・指導
薬の相談・指導	服薬状況の確認、薬の管理状況、安全な服薬介助方法指導
医療処置	点滴、胃ろう、尿道留置カテーテルなど
医療機器の管理	在宅酸素、人工呼吸器など
床ずれ予防・処置	ポジショニング指導、福祉用具の情報提供

4 在宅医療の多様なサービス

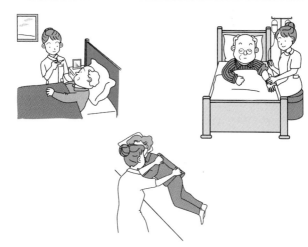

サービス例	内容
認知症・精神疾患のケア	患者が生活しやすい環境調整、家族に対する患者とのかかわり方指導
介護予防	健康管理、低栄養や運動機能低下を防ぐアドバイス
家族等への介護支援・相談	患者の生活を支えるうえで心配なことや、介護方法の指導、介護グッズやサービスなどの情報提供
在宅でのリハビリテーション	拘縮予防や機能回復訓練、嚥下機能訓練など
ターミナルケア	がん末期や終末期を自宅で過ごせるよう支援
緊急時の対応	24時間、365日対応可能
他職種との連携	主治医やケアマネジャー、薬剤師、歯科医師などとの連携・調整

 ## 訪問看護の始め方

　入院中の場合は、主治医や病院内の連携室や退院調整室、相談室に相談してみてください。

　在宅療養中で訪問看護を利用したい、あるいはすすめられたので話を聞いてみたいと思った人は、相談場所はいくつかあります。たとえば、かかりつけ医、居宅介護支援事業所（ケアマネジャー）、地域包括支援センター、市町村の福祉関連の窓口、地域の民生委員、社会福祉協議会などです。最も話しやすい相手に「訪問看護を利用したい」と話してみてください。サービス内容と患者さんの要望のマッチングを行い、条件に合った訪問看護ステーションを紹介してもらえます。

訪問看護にかかる費用

　訪問時間の長さによって料金は異なりますが、要介護度による料金の違いはありません。各種サービスは「単位」が定められており、医療保険が適用される場合は1単位10円、介護保険が適用される場合は地域により1単位当たりの金額が異なり、1単位10円から11.4円までの差があります（東京都は11.4円）。これは地域間における人件費の差を勘案して、介護保険費用の配分方法を調整しているからです。

　訪問看護の対象は、病気や障害をもちながら在宅で療養生活する人すべてです。介護保険・医療保険どちらを利用

医療保険での訪問看護

訪問回数	料金（基本療養費＋管理療養費）
月の初日	1,299円
週3日まで（1回当たり）	855円
週4日以降（1回当たり）	955円
24時間対応加算（1か月当たり）	640円

※1割負担の場合
※事業所の種類・体制・提供サービスなどにより金額が増減

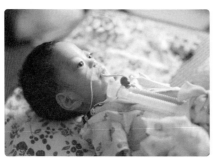

人工呼吸器や経鼻経管を装着している子どもも訪問看護を利用できる

在宅医療の多様なサービス

4

するかは疾病や年齢などで違います（▶コラム「医療保険と介護保険」p.93）。

介護保険での訪問看護
（訪問看護ステーションの場合）
看護師による訪問

訪問時間	料金（1回当たり）
20分未満	313円
20分以上30分未満	470円
30分以上1時間未満	821円
1時間以上1時間30分未満	1,125円

療法士（PT・OT・ST）による訪問

訪問時間	料金（1回当たり）
20分未満	293円
20分以上30分未満	586円
30分以上1時間未満	879円

※1割負担の場合（1単位10円として）
※事業所の種類・体制・提供サービスなどにより金額が増額

4-3 訪問介護

自宅で自立した生活を
送りたい人を支援する

　訪問介護とは、要介護・要支援認定を受けた人が、自宅でできるだけ自立した生活を送れるように支援するサービスのことです。

　自宅での療養生活を無理なく継続するために、ホームヘルパーが患者さんのニーズに合わせて生活上の支援をします。具体的には、掃除や洗濯、調理を自分ですることがむずかしく困っている人や、入浴や食事、排せつに介助が必要な人などが対象となります。

　訪問介護は前提として、利用者本人だけを対象としたサービスです。つまり利用者本人が生活を送るうえで日常的に必要ではない行為や、医師や看護師など専門資格がないとできない医療行為を受けることはできません。

4

在宅医療の多様なサービス

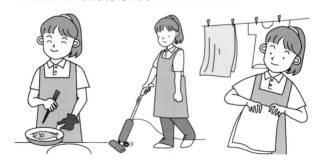

訪問介護でできること

3種類のサービスで療養生活をサポート

　訪問介護で提供されるサービスには「身体介護」「生活援助」「通院等乗降介助」の3種類があります。それぞれの具体的な内容は次のとおりです。

サービス	内容	具体例
身体介護	入浴介助やおむつ交換など、直接身体に触れて行うケア	● 食事介助 ● 排せつ、更衣、洗面、清拭や入浴の介助 ● 体位変換、移乗・移動介助 ● 通院や外出介助 ● 利用者が家事を行う際、安全を確保するための声かけや見守り ● ともに行う調理や掃除などの家事 ● 服薬介助 ● 痰の吸引、経管栄養（都道府県の登録機関で一定の研修を修了し認定を受けた者にかぎる）
生活援助	生活に必要な家事が困難な場合に行う日常生活支援	● 掃除 ● 洗濯 ● 食事準備 ● 買い物代行 ● 薬の受け取り
通院等乗降介助	介護タクシー事業所が訪問介護事業所の指定を受けて自ら運転する車で送迎するサービス	● 目的地までの送迎 ● 病院受診手続きなどの支援 ● 乗車前・乗車後の移動介助

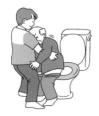

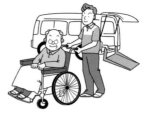

　これらの援助は本人に対して行われるものです。たとえば利用者が家族のために行っていた家事の代行、本人以外の部屋の掃除、ペットの世話などは生活援助には含まれません。窓ふきや草むしりなど日常生活の枠を超えた家事も生活援助の対象外です。ただし、後述する保険適用外の自費サービスとして利用することは可能です。

　自費サービスとして利用するには、ふだん利用している事業所に可能か相談してみるのが最もスムーズでしょう。訪問介護なら利用料金の1〜3割負担であるのに対し、自費サービスの場合は全額自己負担となりますので留意が必要です。

4

在宅医療の多様なサービス

▶ 第3章「在宅医療のリアル」では…

導入期

訪問介護は病気や老化によって日常生活の維持がひとりでは困難であり、家族の協力を得にくいときに開始されます。在宅医療の導入期から利用されることもよくあります。導入に際しては、ケアマネジャーが患者さん本人・家族に事前ヒアリングをして、介護サービス内容を検討することになります。
病院を退院して在宅医療を始める場合は、ケアマネジャーは退院前カンファレンスで本人と家族に会った後にも、退院前に自宅を訪問して療養環境を観察し、家族にもヒアリング。その結果を踏まえて福祉用具の準備や訪問介護のスケジュールを調整し、自宅に帰ってすぐに生活の不便がないよう備えます。

訪問介護を利用できる人、メリットがある人

　訪問介護を利用できるのは、在宅生活を送る要介護1〜5の人です（要支援1〜2の人は要支援者向けの介護予防サービスとして利用可能）。

　通常、要介護・要支援認定を受けられる人は65歳以上ですが、特定疾病と呼ばれる16種の病気が原因で介護を

必要とする人であれば、40歳から利用できます（▶コラム「要介護認定と介護度」p.58、「介護保険の対象は『65歳以上』か『40歳以上の特定疾病』」p.178）。

訪問介護を利用してメリットがあるのは、次のような人です。

- 身体介護を必要とする人
- 病気や加齢、家族の事情により家事を行うのがむずかしい人
- 家族に介護疲れがみられる人
- ひとり暮らしの人
- 老老介護の人

訪問介護の始め方

実際に訪問介護を希望し、サービスを利用したい場合、どうしたらよいでしょうか。ここでは3段階に分けて手順やするべきことを説明します。

第1段階：ケアマネジャーに相談する	担当ケアマネジャーに訪問介護を利用したい旨を伝えます。その際、困っていることや手伝ってもらいたいことを相談して、介護保険内でサービスが受けられるかどうかを確認します
第2段階：サービス利用の頻度や事業所を検討する	どのようなサービスがどのくらいの頻度で必要かをケアマネジャーと検討します。利用する訪問介護事業所を選んだら、必要書類を作成して契約へ進みます
第3段階：ケアプランに反映してサービス開始	ケアマネジャーは細かい援助内容の確認をすると同時に、訪問時間や利用回数などのスケジュールを組んでケアプランに反映させます。本人と家族が納得するケアプランが完成したらサービス開始です

なお、「訪問可能な時間が希望どおりか」「土日祝日の利用は可能か」「年末年始は利用できるか」などは各事業所に

よって異なります。早朝や夜間の訪問に対応可能な事業所もあるので、探してみるとよいでしょう。

特別な要望がある場合には、事業所や担当ケアマネジャーに確認しましょう。

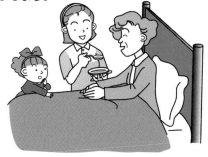

 ## 訪問介護の対象／費用

訪問介護は、要介護度による費用の違いはありません。要介護1の人も、要介護5の人も同じ料金です。先に述べた3種類のサービス別に料金設定されています。次表はだいたいの目安であり、地域によっても多少の差があります。

項目	時間／回数	料金
身体介護	20分未満	167円
	20分以上30分未満	250円
	30分以上1時間未満	396円
	1時間以上1時間30分未満	579円
	1時間30分以上2時間未満	663円
生活援助	20分以上45分未満	183円
	45分以上	225円
通院等乗降介助	1回	99円

※1割負担の場合（1単位10円として）
※事業所の種別によって金額は変動

さらに、2人のホームヘルパーを必要とした場合や、夜間（18〜22時）や早朝（6〜8時）の利用、その他、緊急時にサービスを利用したときなどは規定の追加料金がかかります。担当ケアマネジャーに確認しておきましょう。

また、要介護度別に設定されている介護保険の支給限度額を超過すると、オーバーした利用料は全額自己負担になります。たとえば要介護5でひとり暮らしの人が訪問介護を毎日3回、訪問看護を週2回、ベッドや手すりの福祉用具レンタルをすると上限を超えてしまいます。このようにほかに利用しているサービスとの兼ね合いをみながら、サービス内容や回数を検討することが必要です。サービスの優先順位や自費で使える金額などをケアマネジャーと相談して、最善のスケジュールを立てていきます。状況に応じてプランは変更可能です。

混合介護と自費サービス

混合介護

「介護サービスの訪問介護」と「保険適用外の自費サービス」を組み合わせたものを「混合介護」といいます。

たとえば、訪問介護の食事調理の後に犬の散歩をお願いしたり、食事の準備や介助の後に話し相手になってもらったりなどが混合介護にあたります。混合介護は、介護保険内では行えないさまざまなニーズに対応でき、利用者の生活がさらに快適になる可能性があります。

訪問介護と自費サービスを組み合わせる場合は、サービス時間を明確に区分する必要があります。つまり、訪問介護と自費サービスを同時進行で使うことはできません。

たとえば訪問介護の時間内で利用者の食事準備のついで

に家族の分も頼むことはできません。いったん利用者の分を介護保険の時間でつくり終えてから、自費サービスの時間で家族分をつくらなくてはならないといったルールがあります。介護保険を利用したサービスとのかかわりが深いため、担当ケアマネジャーに相談してから利用しましょう。

なお、訪問介護の費用が利用料金の1～3割負担なのに対し、自費サービスの場合は全額自己負担となります。そのため、利用する際はサービス内容の違いなどをしっかり理解し、納得したうえでの利用が重要です。

4

在宅医療の多様なサービス

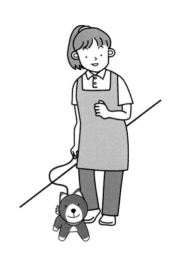

保険外サービスのいろいろ

　介護保険外サービスには、市区町村などが実施する非営利目的の支援サービスから民間企業が行うサービスまで幅広くあり、実施する主体によって利用方法や料金が異なっています。

　利用者も要介護者から比較的元気な高齢者まで幅広く対象となるものがあり、料金も一部自己負担のものから全額自費になるものまであります。

　ニーズに応じて、条件に合った利用しやすいサービスを選ぶことが大事です。在宅医療を継続するには、医療保険・介護保険が使えるサービスだけでは支えきれない場合も多くあります。ここではよく利用されている保険外サービスの一例を紹介します。

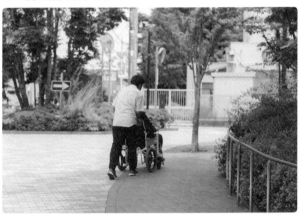

近所のスーパーマーケットまで、ホームヘルパーと一緒に車いすで出かける。ひとりでは持てない重い荷物があっても安心

サービス	内容	具体例	
市区町村が実施する高齢者在宅サービス	主に要介護者やひとり暮らしの高齢者・高齢者のみの世帯が対象（利用する場合はケアマネジャーや地域包括支援センターに相談）	● おむつ配給サービス ● 訪問理美容サービス ● 寝具の丸洗い・乾燥・消毒サービス ● 緊急通報システム ● 訪問による生活援助サービス（掃除、食事の準備などの家事支援、外出支援など） ● 通所による活動援助サービス（生活機能維持のための運動やレクリエーション、口腔機能改善など（デイサービス、高齢者会館、スポーツ・コミュニティ、住民主体の交流の場などで開催）	
社会福祉協議会の高齢者支援サービス シルバー人材センターの家事・福祉支援サービス	全国の市区町村に設置されている社会福祉協議会やシルバー人材センターが実施する有償ボランティア事業（ケアマネジャーや地域包括支援センターに相談）※年会費が必要	● 家事支援サービス：調理、洗濯、掃除、買い物、話し相手、草むしり、大掃除、趣味の手伝いなど ● 介護援助サービス：外出の付き添い、通院介助、車いす介助、見守りなど ● 掃除、窓ガラスふき、食事の支度、洗濯・布団干し、買い物、通院の付き添い、見守り、留守番・話し相手など	
民間企業の介護サービスや高齢者支援サービス	サービス内容が豊富で、介護保険や市区町村のサービスにはないサービスや、緊急時に利用しやすいなどのメリットもある（地域包括支援センター、インターネットや口コミ情報など）	配食サービス	コンビニチェーン、生協、弁当チェーンなどが行う配食サービス。手渡しが原則なので安否確認を兼ねる
		家事代行サービス	清掃会社、警備会社、家事代行サービス会社などいろいろな企業が参入。定期的に複数回来てもらうプランを中心に月1回利用や単発利用も可能
		移送サービス	介護タクシーを利用し、通院、転院、買い物、観光、イベントに参加。寝台車両使用や看護師・ヘルパーの同乗、緊急時対応などもあり

4

在宅医療の多様なサービス

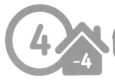

薬に関する困ったことは 訪問薬剤師が解決

在宅医療において薬の相談や管理に困ったときは薬剤師に助けを求めることができます。患者さんが薬局に薬を取りに行けないときなどに利用できるのが「訪問薬剤管理指導」です。薬の専門家である薬剤師が処方された薬を自宅まで届け、薬に関する困りごとを聞き、患者さんが確実に薬を飲め、家族の負担をできるだけ減らせるよう提案してくれます。

このように薬に関するさまざまな悩みに対して強い味方になってくれるのが訪問薬剤師です。

通院・薬局への来局が困難で、薬の使い方や管理に不安がある人は訪問薬剤管理指導を利用できます。

訪問薬剤管理指導でできること

在宅医療で用いるさまざまな薬を管理・調整

在宅医療で扱う薬にもさまざまな種類があります。そのなかでも、患者さんの体調を安定させたり、つらい症状をとるための基本となるのが内服薬です。在宅医療を必要とする患者さんであれば処方薬は多くなるでしょうし、そうなれば「薬の量や飲む回数が多い」「飲みにくい形状の薬がある」「たくさん薬が余っている」などの困りごとも出てくるでしょう。訪問薬剤師が自宅を訪れて薬の種類、残数、管理方法などをヒアリングし、生活や介護力に合った最適

な方法をアドバイスしてくれます。訪問医に報告して剤形の変更や内服回数の見直しを提案することもあります。

　薬は内服薬だけではありません。がん末期の患者さんなどでは、中心静脈栄養といって太い静脈に直接カテーテルを挿入してそこから点滴で栄養を補ったり、痛みのコントロールを注射剤で行う必要が出てきます。それらを医師や看護師が使用できるよう管理するのも訪問薬剤管理指導を行う薬剤師の仕事です。「薬をうまく飲ませられない」「こんなにたくさん薬を使っていいのかためらってしまう」といった家族からの相談にももちろん対応します。

　また、処方されるもののなかには胃ろうから注入する栄養剤や湿布などもあります。訪問薬剤師が自宅に届けてくれるため、薬局に取りに行って重たい荷物を抱えて自宅に帰る必要はありません。

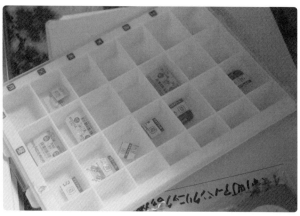

個々の患者さん・介護者の置かれた状況に合わせて最も適した薬の管理・服薬方法を提案する

4

在宅医療の多様なサービス

状態や医療機器に合わせた調整

　独居で家族のサポートがない患者さんや、がん末期の患者さんなどで、口や胃ろうなど消化管から栄養をとれない人が、中心静脈栄養で点滴を行うことがあります。また、口から飲めなくなってきたために痛み止めを注射剤に変更することがあります。このように点滴や注射剤を必要とするときは、訪問薬剤管理指導が導入されることが多いです。

　退院後も点滴や注射剤が必要な場合、自宅でも無理なく管理できる医療機器についての知識をもっているので、退院前カンファレンスなどで医師と相談し、その機器に適した薬剤量に変更します。「ずっと点滴につながれていたくない」「点滴をしたままで旅行に行けるだろうか」などの患者さん・家族の希望をかなえられるよう、医師の指示内容を踏まえながら代替案を提示します。

> ### ▶第3章「在宅医療のリアル」では…
>
> **導入期**
>
> 訪問薬剤管理指導のしくみやサービス内容を説明し、薬に対する不安をヒアリングします。病気のため飲食が進まない患者さんが、薬を飲むのが大変だと訴えれば剤形や投与経路の変更を提案することもあります。疼痛管理に医療用麻薬を使う患者さんでは、本人や家族が医療用麻薬に対して不安を抱くことが多いものです。医療用麻薬が安全であり、死期を早めることはないことを説明します。医師には伝えづらいことを話してもらえるようコミュニケーションを図る時期でもあります。
> ケース①がん末期患者のAさんの場合、初回訪問で、退院時に持ち帰ってきた薬や自宅に残っていた薬をすべて見せてもらい、現在必要なもの、今後使う可能性のあるもの、不要であり処分してよいものなどに分け、その理由も含めて患者さんと家族に説明しました。薬を飲む負担を減らすために、口の中で溶けるOD錠に変更する提案もしました。在宅でのがん緩和ケアでは、予測される症状に対応できる準備薬が処方されることがあります。薬の種類や使うタイミングが多岐にわたるため、患者さんと家族が混乱しないよう整理してお伝えします。

維持期

日々変化する苦痛症状に対して薬が追加されたり、疼痛コントロールのため薬剤の投与量をこまめに調整したりする時期です。飲めなくなってきた人には貼付剤や坐薬に変えたり、剤形を錠剤から粉薬へ見直したりと、タイムリーに行っていきます。

最終末期

終末期ならではのさまざまな苦痛症状に対して、それを緩和するための薬が増えていきます。薬の内服もむずかしくなるので、注射や点滴に切り替わる時期です。昼夜を問わず薬を追加・変更することが多く、訪問薬剤師が頼りになります。

提供可能なサービス

訪問薬剤管理指導で受けられるサービスには次のようなものがあります。

サービス	内容
患者の状態に応じた調剤	錠剤やカプセルが飲み込めないなど薬が飲みづらい場合には薬剤師が医師に剤形の変更（錠剤、散剤、カプセル剤、シロップ剤、貼付剤、坐剤、トローチ剤など）を依頼する。多剤を内服している人が飲み忘れないよう「起床時」「朝食後」「昼食後」「夕食後」「就寝前」などで1つの袋にまとめる一包化を行う
患者宅への医療品・衛生材料の供給	処方された薬や衛生材料を薬剤師が自宅まで届ける
服薬方法、効果、副作用など薬の説明と飲み合わせ	処方された薬の効果、副作用を説明し、副作用の出現が疑われれば医師に報告する。複数の病院から処方を受けている場合はすべての処方薬、また、健康食品を常用していれば併せて確認し、飲み合わせを調べたり、重複した効用の薬を整理する
服薬状況と保管環境の確認	服薬カレンダーを利用するなどして飲み忘れがなくなるようアドバイスする。薬を高温多湿な環境に置いていないか、遮光が必要であったり冷所保存の必要があるものを正しく保管できているか確認する

4

在宅医療の多様なサービス

サービス	内容
介護者への 指導・相談	「薬を飲んでくれない」「飲ませる回数が多くて介助するのが大変」といった介護者の悩みに対応する。たとえばゼリーやオブラートを使って薬を飲みやすくしたり、薬を飲むタイミングのアドバイスをしたりする
医療用麻薬の管理、 アドバイス	医療用麻薬の効果や副作用の状況を観察し、投与量、投与方法、種類が適正であるか医師に報告する。副作用対策へのアドバイスもする

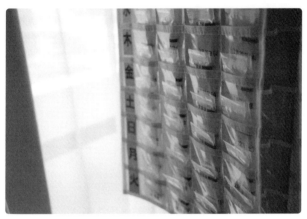

服薬カレンダー。朝食後、昼食後、夕食後、就寝前といった服薬タイミングごとに、1週間分の薬をポケットに入れて飲み忘れないようにする

訪問薬剤管理指導の始め方

　かかりつけの保険薬局がある場合は、薬局に訪問サービスを行っているか直接問い合わせてみてください。かかりつけがない場合は主治医やケアマネジャーに相談するとその後の対応をしてもらえたり、対応方法を教えてもらえたりするはずです。

　訪問薬剤管理指導は医師の指示が必要です。要介護・要支援認定を受けている人は介護保険の適用となるのでケアマネジャーへの報告も必要です。

訪問薬剤管理指導の費用

　医療保険、介護保険いずれかを利用することになります。要介護・要支援認定を受けている人は介護保険が優先されます。それ以外の人が医療保険の適用になります。原則月4回まで利用可能ですが、中心静脈栄養を行っている人や、末期がんの人は回数の上限が月8回と多いです。

種別	項目	料金（1回当たり）	
		同一建物居住者以外の場合	同一建物同一日の場合
医療保険	在宅患者訪問薬剤管理指導料	650円	510円
介護保険（介護予防を含む）	居宅療養管理指導費	320円（2～9人）290円（10人以上）	380円（2～9人）350円（10人以上）

※1割負担の場合（1単位10円として）。薬代・調剤料等は別途発生
※原則月4回まで利用可能。特別な薬剤（医療用麻薬など）がある場合は金額は変動

4

在宅医療の多様なサービス

「食べること」は 健やかな療養生活に不可欠な要素

　訪問栄養指導とは、病院や診療所への通院がむずかしい患者さんの自宅に管理栄養士が訪問して行う「在宅訪問栄養食事指導」のことをいいます。

　自宅で療養生活を送る患者さんの食生活や栄養に関するさまざまな相談に乗り、ひとりひとりの嗜好や生活に合わせた食事形態やメニューなどについてさまざまな提案を行います。病院の入院患者さんに提供される食事形態や病状に合わせた食事と同様、在宅医療でも管理栄養士が患者さんや家族の食事に対して助言・指導をします。

　ところで、食事支援は医療になぜ必要なのでしょうか。患者さんの栄養状態は治療の成否や体力・免疫力の向上、日常生活に必要な身体機能や認知機能の維持、死亡率などに大きく影響することが、研究や統計などから明らかになっているからです。

　加齢に伴って食べる量が減っても、「ふだんあまり動かないから」と気にせず、食品も野菜中心や低カロリーにする人がいますが、65歳をすぎると理想体重より肥満のほうが健康寿命が長いというデータがあります。やせると筋肉量が落ちて活動量が減り食欲も落ちる…、この循環が続くとフレイル（虚弱）が進行してしまいます。

　早く介入すれば少しの改善で回復が期待できます。管理栄養士が介入することでその必要性を早くわかってもらい、より満足度の高い生活を長く送ってもらえるのです。

　「食事」や「食べること」を通して、健やかな在宅療養生活を送れるようお手伝いするのが訪問栄養指導の役割です。

訪問栄養指導でできること

栄養計画を立て、食品や調理方法を助言

　在宅医療において管理栄養士はまず、患者さんの栄養状態の評価・判定（栄養診断）をします。そして栄養課題改善のための栄養計画を作成し、栄養補給方法、食事形態の調整、食品の調達、保管、調理方法について、患者さんと介護者（多くは家族）に対して具体的に助言・指導をします。

　在宅介護サービスとしてすでに訪問介護を利用している患者さんでは、ホームヘルパーに対しての助言・指導も行います。特に、疾患などにより病気治療の一環で栄養素の調整が必要なとき、食べ物を飲み込む力が弱くて（摂食嚥下障害といいます）食べ物の硬さや粘り気などの調整が必要な場合には、実際に一緒につくったり試食をしたりしながらアドバイスしていきます。

　たとえば抗がん薬の投与を外来医療で受けながら、在宅医療でもフォローする患者さんの例では、治療効果の向上や治療に耐えられる体力の維持に管理栄養士がかかわることがあります。ひとり暮らしで在宅医療を受けている患者さんの体調がすぐれず、食事の用意が大変ならば、食材の調達や調理を簡単にするための相談に乗ったりもします。

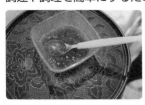

嚥下障害がある人に適した食形態のアドバイスをする。市販の製品の質も今ではずいぶん向上している

導入期

ケース②慢性疾患患者のBさんの体重増加や心不全が安定しない大きな原因は、濃い味付けの食事、過度の飲水でした。塩分か水分が原因なのか、たんぱく質不足による低栄養が浮腫を引き起こしているのかの判別には栄養状態の評価・判定が役立ちました。

薄味の食事への変更に抵抗する高齢者は珍しくありません。そんなときは今食べている食事から塩分を差し引くことを提案します。塩鮭を生鮭に変える、筋子がどうしても食べたいなら筋子以外の塩分を減らし、満足できる味付けのコツを伝える、などです。

維持期

病気の進行や治療の副作用で食欲不振だったり、食材のにおいを受け付けない患者さん、食道がんや腸閉塞（イレウス）が原因で通過障害を起こしやすかったりする患者さんに対して、少量でもたんぱく質やカロリーをとれるもの、病状に合わせて食べやすいものを提案する時期です。病状が進み日常生活に必要な身体機能や認知機能が低下傾向の人には、ベッドの上でも口にできる食事や食材を提案します。

最終末期

患者さんの好物や家族が食べてほしい食材を、食べられる形態に変えることを提案する時期です。ビールが好きな患者さんにはビールでゼリーをつくったり、食べられないことを家族がふびんに思っていた患者さんには、好物のおかゆをペースト状にすると、使い慣れた食器から亡くなる直前まで食べることができました。どうしても食べられない患者さんには、本人の希望に応じて好きな食べ物や飲み物の香りを楽しんでもらうこともあります。

提供可能なサービスと在宅医療だからできること

　主治医の指示のもと、管理栄養士が食事に関する次のようなサービスを提供します。子どもから高齢者まで、病状や障害の軽い重いにかかわらず、必要とするすべての人がサービスを受けられるよう、人生の最期まで食べることをサポートします。

　地域にある高齢者住宅やグループホーム、有料老人ホー

ムなど自宅以外でも受けることが可能です。

項目	具体的サービス
①低栄養、フレイル予防と対策	● 食べる量が減ってきたとき、体重が落ちてきたときの食事 ● 効率よく栄養をとる工夫
②かみやすく、飲み込みやすい食事	● 少ない量で栄養がとれる、歯がなくても食べやすい食材の紹介 ● かみやすく、飲み込みやすい食事形態の紹介や調理実習 ● 食べたいものを食べやすい形に変える方法 ● 市販品でそのまま食べられるおすすめの食材紹介
③病気に合った食事	● 糖尿病・腎臓病などの病気や、肥満に対する食事療法 ● 床ずれが治りにくい場合の栄養のとり方 ● 実践しやすい食事療法 ● 症状の段階を追った継続支援
④食事環境、食材調達や調理	● 食べやすい皿やはしなどの食事用具の紹介 ● 宅配弁当の提案と紹介 ● ホームヘルパーへの買い物、調理、食事介助の指導 ● 近所のスーパーマーケットに同行し、療養に適した食材、選び方の提案
⑤経管栄養	● 経管栄養や胃ろう栄養の投与内容や投与方法 ● 便秘や下痢、嘔吐、病状別の栄養剤や投与方法 ● 栄養や水分が足りているかの評価
⑥子どもの食事	● 子どもの嚥下障害に対する流動食 ● 成長に合わせた食事、流動食・アレルギー対応食

病院での栄養指導と違い、在宅医療だからこそできることがあります。自宅への訪問で台所や調理器具・家電の勝手がわかりますし、味見や調理指導をしたり、環境や生活スタイルに合わせて介護負担を減らす食事の工夫などを提案したりできるのは、在宅医療ならではのメリットといえるでしょう。

在宅医療の多様なサービス

4

訪問栄養指導の始め方

　病院を退院し、在宅医療に切り替える際、入院前に自宅でとっていた食事内容でよいのか不安になる患者さんは少なくありません。

　病院での栄養指導には決められた資料があって、「高血圧はおつけものNG」といった禁止の指示が多いのです。在宅医療ではその人の食の歴史や楽しみを大切にしながら個別対応をしていきます。患者さん本人が無理なく続けられる食事スタイルを提案できるかが訪問栄養指導の腕の見せどころなのです。

　退院直後や自宅療養中だけでなく、食べる量が少しずつ減ってきたりやせてきたりしたのは「気のせいかな？」と感じたときに、早いタイミングで訪問栄養指導を依頼してください。早期に介入するほど回復しやすくなります。

　利用を検討したいときは、主治医やケアマネジャー、ソーシャルワーカー、看護師、リハビリテーションスタッフ、

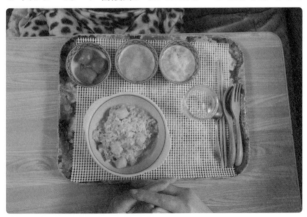

患者さんの好物を食べてもらえるよう調理方法を指導し、家族がつくった柔らか食

地域包括支援センター、市区町村の介護保険課や障害福祉課などに相談してください。

近くの病院や診療所、栄養ケア・ステーションなどに在籍する管理栄養士が自宅を訪問して、主治医やケアマネジャーをはじめとする医療・介護スタッフと情報を共有し、連携しながら支援を進めていきます。

訪問栄養指導の対象／費用

訪問栄養指導の対象は、通院が困難で特別食が必要と判断された人です。

介護保険適用の患者さんはケアマネジャーに、医療保険適用の患者さんは主治医に相談してください。

種別	項目	料金	時間
医療保険	在宅患者訪問栄養食事指導料	1回550円前後	1回30分〜1時間程度
介護保険（介護予防を含む）	居宅療養管理指導費		

※1割負担の場合（1単位10円として）。居住形態などによって金額は変動
※月2回まで利用可能

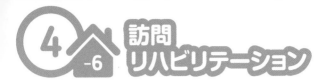

その人らしい生活を 営めるようサポートする

訪問リハビリテーションとは、理学療法士、作業療法士、言語聴覚士と呼ばれる専門職が、患者さんの自宅を定期的に訪問し、その人らしく生活を営めるようにサポートすることです。

たとえば脳梗塞後遺症で片まひがあるような患者さんに対して、杖歩行の歩行訓練を行ったり、荷物を持ちながら買い物する練習をしたりすることによって、ひとりで買い物できるように支援できます。一定期間だけ集中的に訪問リハビリを行うことも可能です。

「リハビリ」と聞くと、「運動する・体力をつける」をイメージをする人が多いと思いますが、訪問リハビリでは「庭の花を見に行きたい」「ひとりでトイレに行きたい」「家族が来たときには、寝たきりではなくリビングのソファにみんなで座っておしゃべりしたい」など、ひとりひとりの生活に沿った目標に向かい、何ができるか、どうしたらよいかということを一緒に考えてトレーニングしていきます。「最期までその人らしい生活を送る」ことを支援する役割も訪問リハビリは担っています。

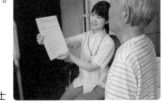

言語訓練をする作業療法士

訪問リハビリテーションで できること

生活の場で行える実践的なアドバイスが可能

訪問リハビリは、主治医の指示のもとで行います。

病気をきっかけに生活の困りごとが生じた患者さんや、歳を重ねるとともに徐々にやりたいことがスムーズに行えなくなり困っている患者さんなどが利用しています。患者さんが抱える病気は、脳血管疾患後、骨折後、呼吸器・循環器など慢性疾患の急性増悪後、がん、認知症など多岐にわたります。

依頼を受けたリハビリの専門職は自宅を訪問し、患者さんの生活上の困りごとやかなえたいことを聞き、それらを解決・実現できる方法を一緒に考え、プランを立てます。

病院でのリハビリは、リハビリ室や病室での訓練となりますが、訪問リハは実際の生活の場で行うため、身体の動かし方や杖・歩行器の選定、家具の配置など、より細やかで実用的なアドバイスが可能です。

▶ 第3章「在宅医療のリアル」では…

維持期

訪問リハビリは、病院のように病気に注目してトレーニングするのではなく、抱える病気の特性はおさえながらも患者さん自身の生活にスポットをあてて包括的に行っていくことになります。
たとえば次のようなポイントがあります。
- 身体を動かすときにどの体勢が楽か本人に自覚してもらう
- 負荷がかかる環境を安楽に過ごせるように調整する
- トイレに行く、食事するなど、基本的な生活を送るためのよいポジショニングを見つける

ケース③神経難病患者のCさんはALSという全身の筋肉が徐々に動かなくなっていく病気をわずらっています。リハビリにあたって「できるだけトイレに座って用を足したい」という目標を共有しました。週3回の訪問リハビリでは、ベッドから起き上がってベッ

在宅医療の多様なサービス 4

ドサイドのポータブルトイレに座るという一連の動作に必要な筋力トレーニングを行いました。訪問のたびにトイレまでの移乗を実際に行って、安全に行えているかを確認しました。数か月後にはご主人の介助が必要になりましたが、高齢のご主人でも介助できるよう、スライディングシートという福祉用具の導入を提案、指導を行いました。さらに病気が進行すると、毎回トイレに座ることは体力的にむずかしく、排便時だけになりました。そこで「排尿後に尿取りパッドを自分で交換できる」という目標に切り替え、スムーズに行うための身体の動きやトレーニングについて指導をしました。全身の筋肉の衰えとともに呼吸に関連する筋力も低下して呼吸苦も出現してきました。リハビリメニューを看護師に指導し、2週間続く点滴の日には呼吸筋をほぐし、動かすトレーニングも行っていました。ほかにも、ベッドの下に物を落としたときはかがんで拾うのではなく、マジックハンドを使うこと、食事の際にはひじをついたほうが呼吸苦がやわらぐことなども指導しました。

提供可能なサービス

患者さんの病状の確認や観察を行ったうえで、次のようなサービスを提供していきます。これらのサービスは地域にある高齢者住宅やグループホーム、有料老人ホームなど自宅以外でも受けることが可能です。

家族の介護負担が大きい場合に負担の少ない介助方法をアドバイスすることもリハビリ専門職の役割です。適切な福祉用具の選定や家屋環境の改善などにも対応し、リハビリ専門職の観点から環境を整えていくことができます。

認知症のある患者さんに対しては、認知機能・身体機能の維持・改善などに加え、落ち着いて過ごせるような生活リズムづくり（散歩、外出、軽作業など）をしたり、家族の介護負担軽減のための教育を行ったりしてサポートします。

がん末期などで緩和ケアの対象となる患者さんに対しては、患者さんの主体的な生活を支援するための「生きていることを感じ取れるリハビリ」を提供したり、姿勢保持・

移乗・移動のサポートなどによって「穏やかな生活を継続するためのリハビリ」のように、機能訓練以外の面から支えていくなど、いろいろなサポートのかたちがあります。

項目	具体的サービス
①機能改善／訓練	●本人のやりたいこと、趣味や興味があることを探索 ●心や身体、言葉、嚥下機能の機能改善 ●寝返り・起き上がり・座る・立ち上がる・歩くといった機能訓練
②日常生活動作	●食事や着替え、排せつなどの日常生活動作の練習 ●調理や掃除、買い物などの日常生活応用動作の練習
③福祉用具／住宅改修	●福祉用具・自助具の活用方法とアドバイス ●住宅改修のアドバイス（手すりの位置のアドバイス、本人が困らない環境を整える提案など）
④生活支援／介助方法	●高次脳機能障害の人の生活支援 ●家族への介助方法の提案

訪問リハビリテーションの始め方

訪問リハビリを検討し始めたタイミングとして多いのは次のようなものです。

- デイサービスなどに通うための移動が困難になってきた
- 入院や体調不良、けがなどをきっかけに筋力が低下した
- 脳梗塞や脳出血などの病気があり、病院から退院した後の自宅での生活を安定させたい
- 食べ物や飲み物にむせることがある
- 痛みや呼吸苦、疲労感などの苦痛症状があるため、日常生活や社会参加に支障が出ている

- 言葉をはっきり発音するのがむずかしくなった
- 介助方法や福祉用具のアドバイスがほしい

　このような問題への悩み、改善したい要望があれば、受診している医療機関、近隣の訪問看護ステーション、地域包括支援センター、市区町村の介護保険や障害福祉の担当窓口などに相談してください。

訪問リハビリテーションを担う専門職／費用

訪問リハビリテーションを担う３つの専門職

　訪問リハビリは主に、理学療法士、作業療法士、言語聴覚士という専門職が担当します。具体的にどのようなリハビリを行うのか、どんな役割を担っているかを説明します。

職種	職務内容
理学療法士 (physical therapist：PT)	患者の病気やけがに対して、解剖学や運動学などをもとに、その人に合ったプログラムを作成し、もとどおりの生活にできるだけ近づけるよう支援する。「病気やけがで歩きにくくなった」「肩を動かすと痛みがある」などの困りごとに対し、もとの生活に戻れるのか、介護サービスを利用するべきかを考えながら目標を設定し、リハビリを実施する。運動を指導するだけでなく、利用者の生活に寄り添いながら、運動学や解剖学にもとづいた理学療法を提供する
作業療法士 (occupational therapist：OT)	着替えやトイレなど基本的な動作、家事・仕事・趣味など、患者の生活にかかわるすべての活動を作業という。作業療法はこれらの作業を通してできるだけもとどおりの活動ができるよう援助する。理学療法士と同様に運動機能に対してもプログラムを考えるが、それに加えて、料理をする、買い物へ行くなど、より生活に沿ったかたちでのリハビリを提供する

職種	職務内容
言語聴覚士 (speech -language- hearing therapist：ST)	言語障害・音声障害・嚥下障害に関する専門家。言語障害は、うまく発話できない、声が出しにくいといった障害から、話が理解できないなど、コミュニケーション全般の障害を含む。音声障害は声が出しにくい障害、嚥下障害は食べ物を飲み込めない障害をさす。検査や評価を通してこれらの原因を明らかにし、発声の練習・指導、飲み込みに適した姿勢やポジショニングの指導、食事形態の助言などを行う

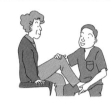

理学療法士

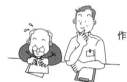

作業療法士

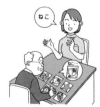

言語聴覚士

4

在宅医療の多様なサービス

　理学療法士は運動を、作業療法士は作業を指導するという定義が便宜上なされています。運動・作業、いずれも身体を動かすという意味ではよく似ており、訪問リハビリでは理学療法士でも作業療法士でも、患者さんの生活すべてをみて必要なアプローチを行っています。

各職種の得意分野

　それぞれの職種で強みはあり、理学療法士は身体を使いやすくするアドバイスが得意です。作業療法士は生活がスムーズに回るよう道具をアレンジしたり、テーブルやいすの調整をしたりと環境にアプローチすることが得意です。作業療法士は脳の障害をもつ認知症や高次脳機能障害の患者さんへの指導も得意です。どちらの職種でも患者さんにとっては必要なリハビリを受けることができるので安心してください。

　言語聴覚士は、言語や摂食のプロフェッショナルであり、理学療法士と作業療法士とは一線を画す職種です。ただ、作業療法士は高次脳機能障害に対するアプローチに長けているため、言語障害や音声障害であれば対応可能です。

訪問リハビリテーションにかかる費用

　訪問リハビリにかかる費用は、p.137を参照してください。

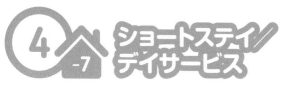

4-7 ショートステイ／デイサービス

ショートステイ

ショートステイとは、短期的に施設に入所し、介護・支援が受けられるサービスです。介護者のレスパイト（休息、息抜き）を目的として定期的に利用できます。冠婚葬祭や介護者の体調不良などで一時的に在宅での療養がむずかしくなる場合にも使うことができます。

ショートステイでできること

ショートステイで期待できることは主に次の3点です。

①他人と会うことで「身支度を整える」「会話をする」など気分転換になる

②冠婚葬祭や旅行といった介護者の用事がある場合、安心して出かけられる

③ショートステイを利用している間、家族が休息できる

おおまかな1日のスケジュールが決まってはいますが、本人の希望で部屋で休んでいたりすることも可能です。また、日中だけでなく夜間も職員が呼び出しコール対応を

行います。トイレの付き添いや何か心配ごとがあった際は、時間を問わず職員を呼ぶことができるので安心です。

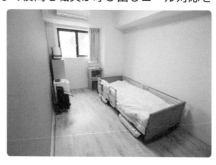

短期入所生活介護と短期入所療養介護

　ショートステイには次の２種類があります。この２つは
サービスを提供する事業所やスタッフ、ケア内容が異なり
ます。次のとおり、医療処置が必要な人や、リハビリに力
を入れたい人も利用できます。

①短期入所生活介護	介護職員による生活面のケアを受けることができるサービスで、特別養護老人ホームなどに宿泊する。宿泊中は介護や生活支援のほかにも、レクリエーションや機能訓練、食事の提供といったサービスを受けることが可能
②短期入所療養介護	介護や生活支援はもちろん、医療面のケアを受けることが可能。介護老人保健施設や病院などの医療機関に宿泊し、介護職員のほかにも、医師、看護師の医療的ケアや、作業療法士・理学療法士などのリハビリを受けることができる

ショートステイの利用のしかた

　介護保険適用のものは、要介護・要支援認定を受けた人
が利用できます。ショートステイを利用したい場合は、ま
ずはケアマネジャーに相談しましょう。

　ショートステイは３か月前から申込受付を開始してい
るケースが多く、１～２か月前には予約を取らないと利用
できないところがほとんどです。急に必要になった場合も、
まずはケアマネジャーに相談しましょう。キャンセルで空

きがある場合や緊急対応をし
ている施設もあるので確認し
てもらいましょう。

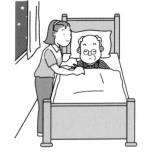

　ショートステイを利用でき
る期間には注意が必要です。
１か月につき連続して最長
30日まで、介護認定期間の
半数まで（介護認定期間180

日なら90日まで）という規定があります。しかし、やむ
をえない事情がある場合は例外が認められることがありま
すので、ケアマネジャーに相談してみましょう。

短期入所生活介護（ユニット型）の費用

要介護度	料金（1回当たり）	
	単独型居室	併設型居室
要支援1	555円	523円
要支援2	674円	649円
要介護1	738円	696円
要介護2	806円	764円
要介護3	881円	838円
要介護4	949円	908円
要介護5	1,017円	976円

※1割負担の場合（1単位10円として）。従来型の場合は料金が異なる
※施設の種類・体制・提供サービスなどにより金額が増額

短期入所療養介護（老健、ユニット型）の費用

「短期入所生活介護」より「短期入所療養介護」のほうが、
医学的管理が必要なため料金は高く設定されています。

要介護度	料金（1回当たり）	
	基本型施設	在宅強化型施設
要支援1	621円	666円
要支援2	782円	828円
要介護1	833円	879円
要介護2	879円	955円
要介護3	943円	1,018円
要介護4	997円	1,075円
要介護5	1,049円	1,133円

※1割負担の場合（1単位10円として）。多床室の場合は料金が異なる
※施設の種類・体制・提供サービスなどにより金額が増額

デイサービス

　デイサービス（通所介護）とは、要介護・要支援認定を受けた人が、自宅での生活を続けていけるように、身体機能の維持・向上をめざし、機能訓練をしたり、他者との交流を通して社会的孤立感の解消や認知症予防を図るところです。また、介護者（家族）の身体的・精神的負担の軽減も目的とされています。

　自宅ではできない機能訓練やレクリエーション、趣味など、本人の嗜好も考慮してもらえるため、楽しみながら通うことができます。自宅で入浴できない人にとっては、介護スタッフがいる環境のなかで、安心して入浴することができます。

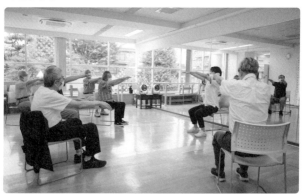

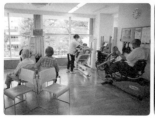
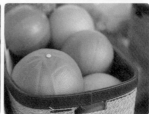

デイサービスには次の３つがあります。

①通所介護	一般的なデイサービス
②地域密着型通所介護	18人以下と小規模で目の行き届いたサービスが受けられる
③認知症対応型通所介護	12人以下と小規模で職員1人当たりの利用者人数が少ないため手厚い。認知症対応の研修を受けた管理者がいる

デイサービスでできること

デイサービスは、1日型・半日型があります。次のようなサービスを受けることができます。

サービス例	内容
入浴	脱衣、洗体、洗髪、入浴、着衣、整容など、本人の残存機能に合わせて介助する。寝たきりの状態でも入れる機械浴ができるところもある
昼食	嚥下機能が低下している人でも、飲み込みやすい食事の形態で対応可能。本人の残存機能に合わせて食事介助、服薬介助を行う
排せつ介助	トイレへの移動、ズボンや上着の上げ下げ、おむつ交換など本人の残存機能に合わせて介助を行う
機能訓練	集団体操、マシントレーニング、外出レクリエーション、嚥下体操など
趣味・レクリエーション	生け花、囲碁、脳トレゲーム、塗り絵など、個人やグループで楽しめる活動を提供する
健康チェック	バイタルサイン測定
送迎	乗降車だけでなく、玄関まで歩行見守りや車いす操作を行う。歩行に不安があったり車いすを利用したりしている人には、車いすに乗った状態で乗降可能なリフト車を利用できる

デイサービスは、事業所によってさまざまな種類や特徴があります。最近では、身体状態や趣味嗜好に適したもの

在宅医療の多様なサービス

4

など、その人に合ったサービス内容で選べるようになってきました。たとえば次のような特徴をうたったサービスもあります。デイサービスに通うことがストレスにならないよう本人に合うデイサービスを見つけてはどうでしょうか。

名称	内容
リハビリ特化型デイサービス	体操、ヨガ、マシントレーニングなどの機能訓練を中心にサービス提供
趣味特化型デイサービス	料理、音楽、フラワーアレンジメント、エステ、ネイル、遊技機などをそろえた「カジノ型」など
入浴特化型デイサービス	入浴のためだけに利用

デイサービスの利用のしかた

要介護・要支援認定を受けている人が対象で、利用についてはケアマネジャーに相談しましょう。

また、デイサービス中に医療機関を受診したり、デイサービス後に自宅以外へ送り届けてもらったりすることはできません。もしデイサービス利用中に具合が悪くなった場合には、自宅まで送り届けてもらってデイサービスを終了し、家族が医療機関に連れていくことになります。

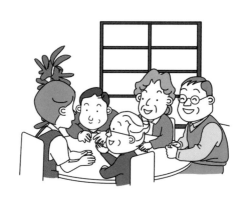

デイサービスの費用

　次表は要介護1〜5の人が一般的なデイサービスを利用した場合の費用の目安です。利用時間別に費用は決められています。さらに入浴や機能訓練を行った場合などは別途加算があります。

　地域密着型通所介護や認知症対応型通所介護は、通常規模型と比べて費用はやや割高です。

要介護度	1回当たりの利用時間		
	3〜4時間未満	6〜7時間未満	7〜8時間未満
要介護1	368円	581円	655円
要介護2	421円	686円	773円
要介護3	477円	792円	896円
要介護4	530円	897円	1,018円
要介護5	585円	1,003円	1,142円

※1割負担の場合（1単位10円として）
※施設の種類・体制・提供サービスなどにより金額が変動

4

在宅医療の多様なサービス

これまでに紹介した以外にも、医療保険・介護保険で利用可能なサービスはいろいろあります。ここではその他の利用されることが多いサービスとして、訪問歯科診療、訪問マッサージ、訪問入浴について説明しましょう。

訪問歯科診療

訪問歯科診療は、なんらかの身体的、精神的理由で歯科診療所に通院できない人が対象です。歯科医師、歯科衛生士が自宅や介護施設、病院などを訪問し、歯科診療や専門的口腔ケアを行うサービスです。

訪問歯科診療でできること

訪問歯科診療では次の3つのサービスを提供します。自宅でも歯科診療所と変わらない治療やケアを行えます。

歯科診療	むし歯や歯周病などの治療や入れ歯の作製・修理
口腔ケア	口腔内の汚れを取り、口腔ケア用品のアドバイスや磨き方・リハビリ方法の指導
咀嚼・嚥下機能の評価	本人に適した食形態や量、食事姿勢、食べ方のコツなどを指導

訪問歯科診療の始め方

日ごろ受診しているかかりつけの歯科診療所に相談してください。かかりつけの歯科医が特にない場合は、ケアマネジャーや訪問診療の医師、訪問看護師などに相談してください。

訪問歯科診療の費用

医療保険が適用されます。治療の内容や口腔のケアによって治療費は変わりますが、原則として治療費に訪問診療料が加算されます。要介護認定を受けた人は、ケアマネジャーなど介護サービスと連携するための居宅療養管理指導費という費用がかかることがあります。

訪問マッサージ

訪問マッサージは、あん摩マッサージ指圧師が患者さんの自宅などを訪問して行う医療上必要とされるマッサージのことをさします。関節の動きや痛みの改善、筋力の維持などを目的としており、関節などの痛みが強い人や病気で体力低下が著しい人に負担なく受けてもらえます。

訪問マッサージでできること

サービスの対象となるのは歩行が困難な人や寝たきりの人で、医師に医療上マッサージの必要性が認められた人です。「あん摩マッサージ指圧師」という国家資格をもつ人が行います。マッサージの効能としては、血液やリンパ循環を改善させ、こり固まった筋肉をゆるめて痛みやしびれを軽減させることができます。定期的な訪問で精神的に安心もできるでしょう。

医療保険のみが適用とされ、医師の同意書（診断書）が必要です。訪問マッサージの利用に期間制限や回数制限などはありませんが、続けたい場合は3か月ごとに医師の同意が必要になります。

訪問マッサージを自費で利用する場合は、医師の同意書は不要です。

訪問マッサージの始め方

　主治医に利用したい旨を伝え、許可をもらいましょう。その後、ケアマネジャーまたは主治医に訪問マッサージ師を紹介してもらう、もしく自分で探すことになります。インターネットで地域の訪問マッサージを検索する方法もありますが、自由診療を行う訪問マッサージも多いため、よく確認してください。

訪問マッサージの費用

　医療保険を利用し、1割負担の場合、施術時間は1回当たり30分、400円程度であることが多いです。施術内容によっては追加料金がかかります。

 # 訪問入浴

　訪問入浴とは、一般には看護師1人を含めた3人（または2人）のスタッフが自宅を訪問し、専用の浴槽を使って入浴をサポートしてくれる介護サービスです。本人の体力の問題や介助者の負担が大きいなどさまざまな理由で自宅浴室での入浴が困難である場合、こうしたサービスを受けることで、本人の清潔が保たれ、家族の負担も軽減されます。

訪問入浴でできること

　本人は横になったままで浴槽への移動などすべてスタッフに行ってもらえるため、本人の負担は少なくてすみます。訪問入浴では、入浴介助はもちろん、看護師による入浴前後の健康チェックも行われます。体調の変化が激しく、看護師のサポートのもとで入浴させたい患者さんにもおすすめです。

訪問入浴の始め方

訪問入浴を受けるには次の
条件を満たしていなければな
りません。

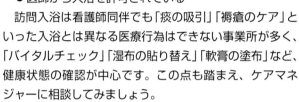

- 要介護・要支援認定を受
  けている
- 医師から入浴を許可されている

訪問入浴は看護師同伴でも「痰の吸引」「褥瘡のケア」と
いった入浴とは異なる医療行為はできない事業所が多く、
「バイタルチェック」「湿布の貼り替え」「軟膏の塗布」など、
健康状態の確認が中心です。この点も踏まえ、ケアマネ
ジャーに相談してみましょう。

訪問入浴は、浴槽の設置から片付けまでを利用者のすぐ
近くで行います。2、3畳ほどのスペースがあれば可能で
す。体調不良などで当日急に全身浴ができない場合は、シャ
ワーなどで身体の一部にお湯をかけたり、お湯で湿らせた
タオルで身体をふく清拭に切り替えたりもできます。

訪問入浴の費用

要介護（1〜5）の人の訪問入浴にかかる費用の目安は次
表のとおりです。

要介護度	1回当たりの利用時間	
	全身浴	部分浴・清拭
要介護1		
要介護2		
要介護3	1,260円	1,134円
要介護4		
要介護5		

※1割負担の場合（1単位10円として）
※施設の種類・体制・提供サービスなどにより金額が変動

介護保険の対象は「65歳以上」か「40歳以上の特定疾病」

介護サービスを受けられるのは、原則として65歳以上の人で要介護・要支援認定を受けた人です。

40〜64歳までの人の場合、介護が必要な心身状態になったというだけでは介護給付を受けることはできません。加齢と関係がある「特定疾病」が原因で要介護状態となったときに介護サービスを受けることができます。

介護保険制度の給付対象

介護が必要になった原因	39歳以下	40〜64歳（第2号被保険者）	65歳以上（第1号被保険者）
特定疾病	×	○	○（原因問わず）
上記以外の疾病・けが		×	

特定疾病（16疾病）

①	末期のがん（医師が一般に認められている医学的知見にもとづき回復の見込みがない状態に至ったと判断したものにかぎる）	②	関節リウマチ
③	筋萎縮性側索硬化症	④	後縦靱帯骨化症
⑤	骨折を伴う骨粗鬆症	⑥	初老期における認知症
⑦	進行性核上性麻痺、大脳皮質基底核変性症およびパーキンソン病	⑧	脊髄小脳変性症
⑨	脊柱管狭窄症	⑩	早老病
⑪	多系統萎縮症	⑫	糖尿病性神経障害／糖尿病性腎症／糖尿病性網膜症
⑬	脳血管疾患	⑭	閉塞性動脈硬化症
⑮	慢性閉塞性肺疾患	⑯	両側の膝関節または股関節に著しい変形を伴う変形性関節症

よりよい
在宅医療を
継続して
いくには

5

医療保険・介護保険で提供されるサービスをうまくとり入れながら、療養環境、急変や事故に備えた体制を整えることが、よりよい在宅医療を継続するポイントです。日々の在宅医療で培ってきたノウハウ「こんなとき、どうしてきたか」を、たくさんの事例とともに紹介します。あわせて「不謹慎だけど…」「質問はタブーかしら…」とためらってしまうような「ACP（人生会議）」「看取り」「グリーフケア」についても、患者さんや介護家族のみなさんとともにどう向き合ってきたのか、経験と本音を語ります。

自分自身が受けたい医療や介護内容を自分で決められなくなる前に

人はみな、命にかかわるような大きな病気やけがに、いつでも急に見まわれる可能性があります。命の危険がせまった状態になると約70%の人が自分の考えを伝えることができなくなるといわれています。

そのような状況になったとき、家族など自分の信頼できる人が「（あなたなら）たぶんこう考えるだろう」とあなたの気持ちを想像しながら、医療・介護スタッフと話し合って、医療や介護の内容を決めていくことになります。その際、好みや嫌いなこと、趣味や支えにしていること、人生の目標などあなたの「人となり」がわかればわかるほど、あなたの考えに沿った治療やケアを受けることができるでしょう。よりよい在宅医療を継続していくためには、この

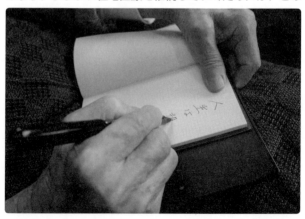

「本人の意思の尊重が」がとても重要になっていきます。

そのために日ごろから親しい人とよく話をして、自分自身の「価値観や気持ち」を伝え、書きとめておくとよいでしょう。

このように、自分が大切にしていることや望み、どのような医療や介護を望んでいるかについて自ら考え、また、信頼する人たちと話し合うことを「アドバンス・ケア・プランニング（ACP：advance care planning)」といいます。日本では厚生労働省がACPの愛称として「人生会議」を提唱し、普及と浸透に努めています。

アドバンス・ケア・プランニングはだれが、いつから始める？

ACPの主体は本来、医療・介護を受けるすべての人ですが、長寿社会の日本では対象の多くは高齢者です。

では、ACPはいつから始めるのがよいでしょうか。

病気が重く、死が差しせまった状況では冷静に判断することはむずかしくなります。また、健康なときは自分ごととして考えるのがむずかしいでしょう。どんな病気かを問わず、通院または入院で医療を受けている人はそのタイミングでACPを開始するのがよいでしょう。医療を受けていない高齢者の場合は、要介護認定を受けるころまでにはACPを開始するのがよいと思います。

在宅医療が始まる時期は、病気により通院が困難となっている場合が大半のため、まさに将来に向けての話し合いを繰り返し行っていくことになります。

5

よりよい在宅医療を継続していくには

アドバンス・ケア・プランニングを考える3つのステップ

　何を考え、どんなことを決めていけばいいのか——。いざACPを考える段になると、とたんにとまどってしまう人も多いでしょう。

　「もしものとき」のことを考えたことがない人も、これまで人生のさまざまな場面で決断を下さなければならないことがあったでしょう（「どこに進学する？」「この人と結婚するの？」「子どもの名前はどうしよう？」など）。

　その決断には、自分の価値観やこれまでの経験がきっと反映されているはずです。医療・介護についても、「かぜをひいたら（心配だから）すぐに病院に行く」「薬は絶対飲みたくない」「人の世話にはならない」など人それぞれの考え方があるでしょう。

　自分自身で判断ができなくなったとき、自分のことは「あの人」がわかっているから、言葉で伝えなくても「以心伝心」伝わっているはず。果たして本当にそうでしょうか。

　実際、命が差しせまった場面では家族が決断にせまられ、「何も話してくれていなかったのでどうしてよいかわかりません。ちゃんと（本人に）聞いておけばよかった…」「私が決めるんですか!?」と、その重圧に心理的な負担を感じることもあります。また、伝わっていたと思っていた自分の考えとはまったく異なるかたちで延命治療が行われたり、病院への搬送や入院が選択される可能性もあります。

自分の考えを知ってもらうために

　自身の望みをもしものときにかなえるためには、自分自身のことを知ってもらう必要があります。話好きな人は話

を直接して、話が苦手な人は日記やメモに書きとめること
から始めるのでもかまいません。たくさん話をすること
で、いずれは言葉がなくても考えが伝わる「以心伝心：心
を以って心を伝える」の段階まで至るのかもしれません。

> ①大切にしているものは何か考える
> ②信頼できる人はだれか考える
> ③話し合いの内容を医療・介護スタッフに伝える

　ACPを考える際に意識したい上記の3つのステップに
ついて、少し詳しく述べておきましょう。

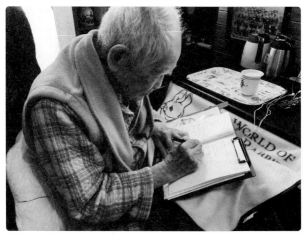

①大切にしているものは何か考える

　自分自身の「大切にしたいこと」や「してほしくないこと」
が何かを考え、話してみましょう。まず自分ひとりで考え、
それを人に話しているうちに、自分でも気づかなかった気
持ちに気づかされることもあるでしょう。

　最期の晩餐に食べたいもの、好きな音楽、好きな場所

5

よりよい在宅医療を継続していくには

など話しやすいことからスタートしてみたり、「してほしくないこと」や「嫌なこと」についても考えてみるとよいでしょう。

　家族や介護者が本人の価値観をくみとりたい場面もあると思います。訪問診療では生活の場で診療を行うため、部屋に置かれた写真や絵、装飾品などから本人が大切にしている物事がうかがえることがあります。お盆の時期の仏壇やお墓の話題から死生観や宗教観がみえてくることもあります。身近な人の死や介護の経験から影響を受けることも

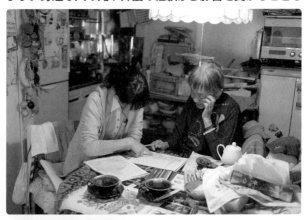

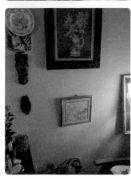

多いでしょう。

　たくさんの話をすることで、その人の歩んできた人生や医療・介護への考え方がだんだんとみえてきます。

②信頼できる人はだれか考える

　病状などにより自分の考えや気持ちを伝えられなくなったときに、自身の代わりに「どのような医療や介護を受けるか」「どこで医療や介護を受けるか」などについて相談し話し合う人を決めておきます。

　だれが自分自身の価値観や考え方を大切してくれて、それに沿った話し合いを代わりにしてくれるかを考えましょう。それは配偶者かもしれませんし、兄弟や成人した子どもたちかもしれません。信頼できる友人の場合もあるでしょう。

　1人である必要はありません。たとえば、「妻と長女で話し合って決めてほしい」などのように、複数の人のこともあるでしょう。その人に自分自身の気持ちを率直に伝えましょう。

　価値観や人生観を共有し、医療や介護に対する考えを伝えておくことで、いざというときに自身の考えや好みが尊重されます。また、事前に話し合いをもっておくことで、あなたの考えを想像して不確かなまま決めざるをえない、家族の気持ちの負担も軽くなります。

③話し合いの内容を医療・介護スタッフに伝える

　信頼できる家族や友人と話すだけでは十分ではありません。そのほかの家族や知人、医療・介護スタッフにも自分の希望や考えを伝えておきましょう。自分の希望がより尊重されやすくなります。

5

よりよい在宅医療を継続していくには

伝えた後に気持ちや考えが変わったら

「気持ちが変わること」はよくあることです。そのつど信頼できる家族や友人、医療・介護スタッフと話し合いましょう。医療・介護スタッフに希望を伝えた後でも、内容はいつでも訂正できます。

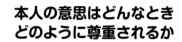

本人の意思はどんなときどのように尊重されるか

命の危険がせまり、本人の意思を確認できない場合には、この状況で本人ならどう考えるか（推定意思）に家族や介護者は思いをはせます。

いよいよ人生の最終段階となり、本人が自分の考えを伝えられない状態になった場合には、医療・介護スタッフが家族とともに本人の意向について確認します。以前から「もう入院はしたくない」「十分生きたから思い残すことはない」といった本人の意思が明らかであれば、それにもとづいて対応していきます。

ひとり暮らしで身寄りがない場合や、以前の本人の意向がまったくわからない場合には、訪問医をはじめ本人にかかわる医療・介護スタッフで、本人にとって最善となるように慎重に判断していきます。

医療にも強い介護サービス 「かんたき」

　私たちは在宅医療を提供するなかで「自宅で最期まで暮らしたい」「入院や施設入所はしたくない」と希望するたくさんの患者さんと出会いました。しかし、最期まで自宅で暮らしたいと願いながらも、医療的ケアがあるとデイサービスやショートステイが利用できず、家族の介護負担が大きくなり、入院や施設入所を選ばざるをえません。

　このような背景のもとでできたのが看護小規模多機能型居宅介護（かんたき）という介護サービスです。「デイサービス」「訪問介護」「訪問看護」「泊まり」「ケアプラン」を看護師がいるひとつの事業所から提供します。看護師がいるので胃ろうなどの経管栄養、気管切開の人、酸素や呼吸器を使っている人など、医療的ケアが必要な人でも利用可能です。

　桜新町アーバンクリニックでも、ナースケア・リビング世田谷中町という「かんたき」を運営しており、医療的ケアが必要な人でも安心して自宅で暮らせるお手伝いをしています。

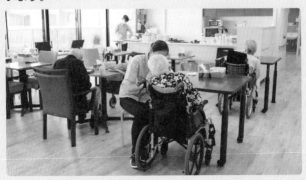

在宅医療を始める 最大のハードルは家族負担

　自宅での療養を希望する場合、本人や家族にとっての不安材料として最も挙げられるのは、家族による介護の負担です。

　病気やけがなどで病院に入院した後、治療を終えたら退院して自宅に戻るわけですが、若い人と比べて高齢者の場合は、原因となった病気のみならず、入院そのものが大きなダメージとなって、身体機能や認知機能を低下させることが少なくありません。

　それまでは自宅で自立して生活できていた人が、退院時には歩行ができなくなったり、食事やトイレ、入浴に介助が必要になったり、病状によっては、薬の管理や痰の吸引、胃ろうからの栄養注入など医療的ケアを家族にも担ってもらうようなことも起こりえます。そうしたことが重荷になり、本人は自宅に帰りたいと希望していても、家族側が在宅療養に躊躇してしまったり、無理と決め込んで老人施設を探したりすることも珍しくないのです。

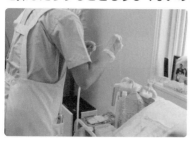

自宅療養に際して吸引が必要になることはよくある。家族は訪問看護の際、手技を指導してもらう

家族介護と介護サービスの バランスを検討する

　同居する家族の形態はさまざまで、高齢者夫婦のみの世帯や独居、子どもやその家族との２世帯同居などがあります。

　主に介護する役割の人（主介護者）も、高齢者が高齢になった配偶者を介護する「老老介護」や、日中は仕事で家にいない子どもが高齢の親を介護する「働きながらの介護」、なかには離れた地域に住んでいる子どもが、週末などに親の家に通って介護をする「遠距離介護」もあります。

　もちろん、介護できる家族がいなくても、介護保険による公的なサービスなどでまかなうこともできるので、必ずしも家族の介護力がないと在宅療養できないわけではありません。ただ、介護力の有無にかかわらず本人の障害の度合いによって要介護度が設定され、それによって介護保険利用の上限額が決まります。

自立度に応じた支援

　自力歩行できるのか、自分でトイレで排せつできるのか、買い物に出かけたり、銀行でお金を下ろしたりできるのかなど、その人の自立度を評価したうえで、どのような支援が必要かを考え、介護保険をどのように使うか、患者さんと家族がケアマネジャーとともに「ケアプラン」を策定していきます。もちろん介護保険といえども、受けたサービスの料金の１～３割は自己負担が発生しますので、経済的な面も考慮しながら家族介護と介護サービスのバランスを検討する必要があります。

5　よりよい在宅医療を継続していくには

退院直後こそ専門職の手厚い支援を活用

　入退院を機に病院への通院が困難になったり、病状が不安定になったりした人に在宅医療が導入されることが多いのですが、初回の往診に訪問した際に、しばしば次のようなことを家族から相談されることがあります。

> ●「退院当初はまず家族だけで介護をやってみて、もし無理そうならまた相談します」
> ●「医者が定期的に来てもらえるのなら、訪問の看護師は必要ないですね」

　退院当初は、入院前と比べると体調や病状が不安定になっていたり、日常生活に必要な身体機能や認知力が低下したりしていることが少なくありません。なかには、それまでひとりで自立して暮らせていた人が、寝たきり状態になって退院することもあります。

　その落差が大きいほど、多くの支援を必要としますし、場合によっては医療的な処置を家族に請け負ってもらうこともあります。それまで介護経験がなかったり、新しいことをいろいろ習得しなければならないことが、家族にとって大きな不安やストレスとなり、在宅療養を継続することがむずかしくなったり、何より本人の病状が再燃してまた入院せざるをえない状況に陥ったりすることも少なからず経験します。

　そこで退院後少なくとも2週間〜1か月程度の間は、むしろ訪問医や訪問看護師などの専門職が頻回の訪問をしっかり行い、起こりうるさまざまなトラブルや病状の変化、退院当初ならではの介護負担などを迅速に解消していくこ

とが望ましいでしょう。

在宅医療の場で大きな役割を担う看護師

また、在宅療養を支える訪問医と訪問看護師は、まったく役割が異なります。医師は診断や治療をするのが役目なので、現在の症状や病状の変化を診断したり、必要に応じて血液検査などを行ったり、薬を処方・調整したりします。

一方、看護師は、患者さんの病状を評価し、医師に報告・相談しながら、薬を調節したり、食事や排せつ、入浴などの清潔保持や屋内の移動など生活状況を把握・評価して、自立できるところと、家族やホームヘルパー・看護師など専門職が行うべき必要な支援を検討します。

在宅療養を始めると、食事や水分を十分にとれなかったり、便秘など排せつのトラブルが起こりやすかったり、移動や着替えのさせ方がわからなかったりと、今まで当たり前にできていたことがむずかしくなっていることが多いのです。

こうした問題への対処は、医師よりも看護師のほうが長けていますし、ケアに直接携わりながら、家族に介助方法の指導を行うこともできます。ふだんは病院以外ではかかわることが少ない看護師の仕事ですが、医療と介護の両方を専門としているので、在宅療養の場では欠かせない役割なのです。

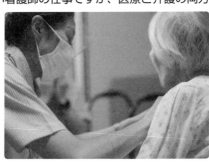

5

よりよい在宅医療を継続していくには

さまざまな家族形態、さまざまな介護スタイル

　ひとり暮らしをしていて、近くに介護できる家族もいない、あるいは老老世帯で同居している家族ではとても介護を担えないような状況でも、在宅で療養することは可能です。

　2000年に始まった介護保険制度は、3年おきに改定やサービスの拡充を繰り返しながら、当初の「家族ありき」の設定から、たとえ家族の介護がなくてもその人の自宅で暮らす希望がかなえられるように発展してきました。

　たとえ寝たきりで、自分ではベッドから起きることもできないような人でも、1日数回ホームヘルパーが訪問しておむつを交換したり、食事介助をすることもできるし、何か臨時のことがあれば緊急的に駆けつけるようなサービスもあります。

　私たち桜新町アーバンクリニックでも、そういう介護や看護との連携を行いながら、ひとり暮らしで最期まで自宅にいたい、自宅で看取ってほしいという意向にこたえています。

プロの力をうまく活用してゆとりのある療養を

　家族介護が可能な場合でも、地域の介護や看護をうまく活用することが大事です。介護は毎日休みなく続きますし、突然始まるケースも多いため、生活は激変し、家族のストレスははかりしれないものです。患者さんとの時間を穏やかに過ごすためにもプロにゆだねることは有用です。

ケース❶ 残された時間を自宅で家族と過ごしたい

がんの進行で余命数か月という状況になり、残された時間を自宅で家族と過ごしたいという希望で帰宅することがあります。がんの進行に伴う苦痛に対して、家族は鎮痛薬の調整や身体についたチューブや点滴の管理など、介護に加えてさまざまな医療的なことも行う必要があります。かぎられた大事な時間をこうした処置や介護に追われていると、本人に寄り添う余裕もなくなってしまうおそれがあります。そのような場合には、ケアはできるだけ専門職に任せて、家族は本人とともに過ごす時間をなるべく取れるようにすることも大切です。

　療養が長期に及ぶ場合には、ときどき本人を介護施設に預けて、介護者が介護から解放される時間をとることも大事です。デイサービスやショートステイといって日中や数日間、患者さんを預けられるサービスがあります（▶ p.167）。

ケース❷ 介護疲れを解消したい

「レスパイトケア」（介護者の休息）といい、具体的には日中に預けるデイサービス（通所介護）や数日間〜数週間程度宿泊できるショートステイ（短期入所生活介護）などがあります。医療的なケアが必要な人には、医療機関で預かるショートステイもあります。介護者が冠婚葬祭や自身の病気などで急に介護できなくなるような場合にも、これらのサービスを利用できるので、あらかじめケアマネジャーと相談しておくとよいでしょう。

　在宅療養を選んだ人たちにとっては、訪問診療や訪問看護・介護のサービスは何よりの味方になってくれる存在であり、大事な仲間ともいえるでしょう。介護される側／介護する側も人間どうしなので、自分たちの希望ややり方、生活のスタイルなどを共有しながら、気持ちの通い合う療養支援をめざしていくと、相互のやりがいや満足度が上がり、より充実した在宅療養が実現していくでしょう。

5 よりよい在宅医療を継続していくには

5-3 在宅医療の環境を整える：住環境

在宅療養に向いた住環境を整えることの重要性

　自宅を住みやすい状況に整えることは、だれにとっても大切なことです。たとえば、小さな子どもがいる家庭では、子どもがけがをしないように床に柔らかいカーペットを敷くことがあるでしょう。同じように、身体が動かしづらくなったり、なんらかの病気を抱えている人も、転ばないように気をつけたり、動きやすいように家具の配置を変えたり、より快適に暮らせるように工夫することが大切です。

　ここでは、さまざまなケースを通して、住みやすい環境づくりを紹介します。

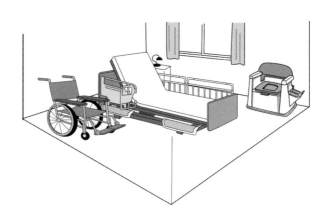

自宅を療養の場にする際の 考え方とデザイン

在宅療養を行うということは、これまで生活の場所として機能していた自宅が、退院した患者さんを迎え療養する場所としても併存することを意味します。注意すべきは、療養する患者さんのことだけではなく、患者さんと家族双方に配慮する必要があるということです。

在宅療養を選ぶ理由は、「自宅で気ままに過ごしたい」「家族との時間を大切にしたい」「本当は施設に入りたいけど金銭的理由で自宅にとどまった」などさまざまあり、環境づくりに影響を与えるでしょう。末期がんで余命いくばくもない場合や、寝たきり状態で今後も長期的な療養が続く場合など、患者さんの抱える病気によっても環境づくりはずいぶん変わります。家族構成員の数が多く3世代で住んでいる場合、夫婦だけの場合、ひとり暮らしでも変わりますし、そもそも自宅にほとんど来客のない場合と、反対に頻繁に友人を招く場合でもずいぶんと違うでしょう。

そんな観点を考慮し、患者さんと家族で相談しながら、生活の場と療養の場の両立が成り立っていくのだと思います。実際に経験してきたなかからいくつかのケースを紹介します。

ケース❶ **リビングに介護ベッドを配置した**

居間と食卓と台所を兼ねるスペースに、末期がんの患者さんの介護ベッドを配置し、家族が集まる場所を療養スペースとしました。

病状がめまぐるしく進行するなか、常にだれかの目が届くリビングで休めることで、患者さんは安心感が増したそうです。ベッドに横になっていると、家族の話し声や生活

音が聞こえてくることが安らぎになったのです。のれんや
ついたてで仕切ってプライバシーを保つ方法もあります。
　一方、プライベート空間を確保することを優先したのが
次の事例です。

ケース❷ **夫婦それぞれがプライベート空間を確保**

玄関から最も近い部屋にALSの患者さんの介護ベッドと趣味のプ
ラモデルのコレクションを並べました。部屋のドアは常に開けてお
き、家人は必ず療養者の目前を通るような配置にしました。また、
介護用ブザーを設置して、用事があるときはブザーを鳴らすとリビ
ングにいる妻に知らせがいくしくみにしました。

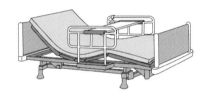

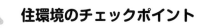

住環境のチェックポイント

患者さんが転倒せず、身体を楽に動かせる住環境をつくることはとても大切です。そのためのチェックポイントを挙げてみました。事前に知っておくことでケアマネジャーなどへの相談がスムーズになりますので、ぜひ参考にしてみてください。

【自宅の外】

☐ 乗用車の乗り降りを安全・十分に行えるスペースはあるか。

☐ 道路から玄関までに段差はないか。段差がある場合、段数と形状はどうか（▶手すりなどを取り付ける必要があるか、スロープを借りるか）。

☐ 道路から玄関までの路面はスムーズに歩けるか、車いすは通れるか（▶飛び石や砂利、芝生などは通りづらく転ぶ危険があるので、玄関を通らず室内に入る方法も同時に考える）。

☐ 玄関の外に段差はあるか。

☐ 玄関の雨よけはあるか（車いすのタイヤをふいたり、カッパを脱ぎ着する場所として）

【自宅の中】

☐ 車いすや歩行器は玄関をスムーズに通れるか（▶玄関を通れない、上りかまちとの段差・スペース上むずかしい場合は、玄関を通らず室内に入る方法を考える）。

☐ 本人が使う各部屋と廊下の段差は通行の妨げになっていないか。

☐ 廊下や部屋の中を歩く際、何かにつかまりたいと思うか。家族が見ていてヒヤッとしたことがあるか。

☐ 本人が使うベッドの周りに、車いすや歩行器を置けるスペースは確保されているか。

5

よりよい在宅医療を継続していくには

□ 部屋はカーペット敷きか、電気コードが散乱していないか（▶転倒の可能性が高いので、撤去やつまずかないよう固定する）。

□ 自宅のトイレを使う場合、トイレまでの廊下はどれくらいの距離があり、明るさは保たれているか。

□ トイレの扉は歩くじゃまにならずに開けられるか（▶歩行の妨げになる場合、必要に応じてトイレの扉を変更することも検討）。

□ トイレの便座から立ち上がれるか（▶工事を伴う手すりか、置くだけの手すりで代用可能か考える）。

□ お風呂場の出入りや浴槽への出入りはスムーズか（▶手すりの検討や福祉用具の導入を考える）。

チェックの結果、問題点や課題が明らかになったら、介護保険制度を利用して住宅改修や福祉用具の購入、レンタルを検討します。手すりひとつとっても、住宅改修と福祉用具の導入でメリットに違いがあります。次の項で具体的に説明していきます。

住環境整備の実例とヒント

　桜新町アーバンクリニックで実際に経験した事例とその留意点を紹介します。住環境は千差万別ですが、これらは比較的よくあるケースなので参考にしてください。

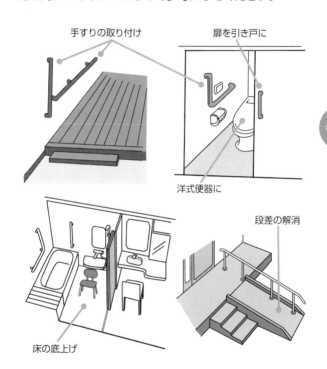

手すりの取り付け

扉を引き戸に

洋式便器に

段差の解消

床の底上げ

> **ケース③　廊下や浴室の壁に手すりを取り付ける自宅改修をした**
>
> 家のなかで転倒し、足の骨を折る大けがをしたEさん。入院し、リハビリに専念した後に自宅に戻ってくることになりました。しかし、歩き方が不安定なうえに、座った姿勢から立ち上がる動きに苦労し

5 よりよい在宅医療を継続していくには

199

ています。
そこで、家の廊下に手すりを取り付ける工事を行いました。湯船から立ち上がるために浴室の壁にも手すりを取り付け、安全に過ごせるように環境を整えました。

　住宅改修による手すりの設置は、壁の強度などの都合もあってどこにでも取り付けられるわけではありません。また、申請から実際に設置されるまで1か月程度の時間を要します。その一方で、すべりにくい素材や握りやすい太さを選べ、手すりを必要とする人の身長に合わせて高さを細かく調整することができます。住宅改修は介護保険を使って20万円を上限として助成を受けられる可能性があります。ケアマネジャーを通じて助成手続きや専門の工事業者を紹介してもらえますので連絡してみてください。要介護・要支援認定を受けていない人は地域包括支援センターで住宅改修を希望していることを相談してみてください。介護保険の申請が可能かどうか、可能であればその後の手続きを行ってもらえます。

ケース❹　自宅を改修工事せず、新たな道具を導入した

歳を重ねるにつれ、玄関の段差を越えるのがだんだん大変になってきたFさん。外出が面倒になり、つい家に閉じこもりがちになっていました。
玄関の段差部分に工事不要の手すりを検討し、天井から床まで突っ張り棒タイプの縦手すりを設置しました。付属品として握りやすい太さの取っ手もつけ、段差を上がる際に支えとなるようにしました。

　使用した手すりはレンタルできる福祉用具のひとつです。住宅改修に比べるとすぐに導入できるメリットがあります。住宅改修はオーダーメイドのよさがありますが、一度行ってしまうと変更できないデメリットもあります。それに比べてレンタルできる福祉用具は必要に応じて追加したり返

却したり、タイプの違うものや最新式のものと交換することもできます。

福祉用具には手すりにかぎらずさまざまな種類があります。介護保険を使ってレンタルすることができ、介護保険を利用できない人でも状況によっては自費でレンタルできることもあります。介護保険の要介護・要支援認定を受けている人はケアマネジャーに、それ以外の人は近くの地域包括支援センターに相談してください。福祉用具を取り扱うレンタル業者につないでくれます。

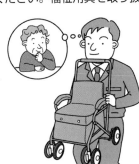

なお、便座や入浴用いすといった直接肌が触れるものは、介護保険を使って購入することになります。

ケース⑤ **家具の配置を工夫**

認知症の症状のひとつである短期記憶障害のために、調理がうまくできず困っていたGさん。コの字型のキッチンの四方に食器棚や電子レンジが配置されていたため、料理をしている途中で何をしようとしたか忘れてしまうことがありました。
よく使う食器は目につきやすい場所に置き、使う頻度が少ない食器はキッチンの背中側にある食器棚にしまうなど、家具の使い方や配置を変更することで、キッチン内の動線をシンプルにしました。

元気だったときや生活しづらくなり始めたときの生活のようすを聞き、現在の状況を確認したうえで、工夫できる点を見つけていきます。長年の生活での慣れた動きをいかすことも大事なポイントです。

物理的環境と人的環境の両方をうまく整える

　ここまで、改修工事や道具の工夫など、いわゆる「物理的環境」をどのように整えるかについて紹介してきました。しかし、生活をよりよくしてくために欠かせないもうひとつの要素があります。

　それは「人的環境」です。家族やホームヘルパー、訪問看護師、訪問リハビリスタッフなど、本人の生活を支える人がどのようにかかわるかはとても重要な点です。具体的には、本人の特徴を踏まえたうえで、本人への声かけのしかたや本人の能力をいかした身体の支え方など、介助を工夫することによって本人も介助する人もがんばりすぎず、楽に動くことができるようになります。

　つまり、物理的環境と人的環境の両方をうまく整えることで、本人や家族がよりよい生活を送りやすくなるのです。どのように環境を整えるか、どのように工夫すべきか迷ったときには、近くの地域包括支援センターに相談してください。

地域包括支援センター

　地域包括支援センターは、65歳以上の高齢者とその家族にとって身近なよろず相談所です。介護をするにあたって何から始めてよいのかわからない、制度も難解で理解できないという人も多いと思います。介護に直接関係ないと思えるような日常生活の困りごとまでなんでも相談してかまいません。今は元気な人でも、健康を保持増進するためのかかわりもしてくれます。市町村によって設置され、保健師、社会福祉士、主任ケアマネジャーが配置されていま

す。高齢者が住み慣れた地域で暮らし続けられるよう包括的に支援することを目的としている施設です。

この本を手に取った読者のみなさんなら、住環境はもちろん、そのほかどんな内容でもまずは近くの地域包括支援センターに相談してよいのです。ちなみに、地域ごとに愛称が公募などで決められることがあります。桜新町アーバンクリニックがある世田谷区では「あんしんすこやかセンター」という名称で親しまれています。

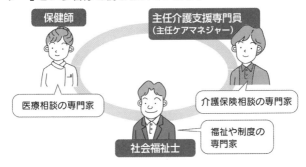

保健師
医療相談の専門家

主任介護支援専門員
（主任ケアマネジャー）
介護保険相談の専門家

社会福祉士
福祉や制度の専門家

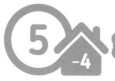

5-4 急変や事故への対応

在宅療養中の急変時に最初にすべきこと

在宅医療での急変では、さまざまな状態が想定されます。命の危険が今まさにせまっている（あるいはすでに亡くなっている）場合もあれば、急に熱が出てつらそうという場合もあるでしょう。

在宅療養支援診療所では、そうした急変時に「24時間365日」対応できるような体制を整えています。「ふだんとようすが違う」とき、まずは訪問医に連絡をとりましょう。

緊急コールをかける

急な状態の変化がみられた場合には、ふだんとどのようにようすが違うのか伝えましょう。

対応する医療者はその情報をもとに、「すぐさま往診が必要な状態か」あるいは「まずは薬を飲んでもらったうえで経過をみることができるのか」を判断します。ただし、本人の状態をうまく伝えられず不安な場合には、往診を希望することを伝えましょう。

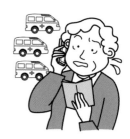

緊急時の薬を準備する

夜間・休日に緊急コールを受けた場合、まず薬を飲んでようすをみてもらうことがあります。事前に想定される変化に備えて自宅に緊急薬を置いています。

緊急での往診が必要な場合には診療所に備えている薬剤を携帯し自宅に駆けつけます。抗生剤や水分補給のための点滴投与も可能です。

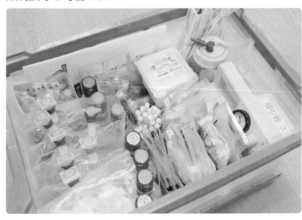

在宅で肺炎が疑われる患者さんに速やかに治療開始できるよう桜新町アーバンクリニックで用意している通称「肺炎げきたいセット」

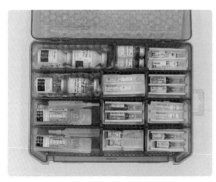

訪問医が持参するバッグの中には在宅で使用頻度が高い注射剤が常備されている

5 よりよい在宅医療を継続していくには

在宅医療で発生しやすい
急変や事故、対応のポイント

患者さんの病気や状態によって在宅医療の現場で発生する急変や事故、トラブルはさまざまです。そのなかで速やかな対応や判断を要する徴候や状態をいくつか取り上げてみましょう。

ケース❶ 「ブルブル寒い」は危険なサイン

「『寒い、寒い』と言って布団を何枚もかぶり、歯をがちがち鳴らしてふるえている（悪寒戦慄）」「意識がもうろうとしている（意識障害）」などの症状は、敗血症の可能性もあり、速やかな対処が必要になります。

在宅医療において肺炎はもっとも遭遇する急性期疾患です。通常は発熱や気道症状（咳や痰がからむ）が出現しますが、高齢者の場合、熱は微熱にとどまることや食欲がない、ふだんより元気がないという症状しか現れないこともあります。

ケース❷ 肺炎を疑ういくつかのサイン

ふだんとようすが違う、元気がない場合には訪問医に相談しましょう。
● 食事や水分がとれているか
● 意識の状態はどうか
● 経皮的動脈血酸素飽和度の低下がないか
などを参考に、肺炎の重症度合いをみきわめます。

軽症の場合でも独居や介護者が高齢である場合には、入院での治療を選択する場合もあります。重症で生命にかかわる可能性がある場合でも、「入院はしたくない」という本人の意思表示があったり、入院をするとせん妄が悪化し

てしまうため「自宅でできる範囲での治療を」という希望があれば在宅での治療を行います。

発症からの初動治療が早いこと、点滴・痰の吸引など病院と変わらない処置が可能なこと、家族による密度の高いケアができること、これまでの生活動作が継続されることなどから、在宅でも肺炎を乗り切ることは可能です。

ケース❸ 転倒した！ 転んだ後のようすがおかしい

まずは転倒時のようすを訪問医に伝えましょう。目撃者がいれば、
- どのような体勢でどこを打ったのか

目撃者がない場合には
- どこを痛がっているのか

といった情報は重要です。
「頭から血を流している」「皮膚がめくれてしまった」「痛みが強くてまったく動かせない」といった場合には緊急での対応が必要になります。場合によっては救急車を呼んで病院への搬送も検討します。

大腿骨近位部骨折や脊椎圧迫骨折の場合には、痛みのために身体を動かすことがむずかしくなります。「手術が必要な状態なのか」「入院や手術に耐えられるのか」「もし自宅にいる場合にはどのぐらいの期間、どの程度の困りごとが起こるのか」を推測して今後の方針を決定します。

一度転倒して骨折した人は、再骨折する危険性が高くなります（骨折の連鎖といいます）。

転倒を予防するために、「転びやすい場所はないか」「手すりを付けたり照明を明るくしたほうがよいか」「ふらつきやすい薬を飲んでいないか」「骨のもろさを改善する方法はないか」といった予防策を多職種で考えることが重要になります。

5

よりよい在宅医療を継続していくには

病気により、たどっていく経過には傾向があります。

がんの場合には身体状況が比較的保たれていることも多く、心不全や慢性閉塞性肺疾患などの臓器不全の場合には増悪・寛解を繰り返しながら病状が進行していきます。

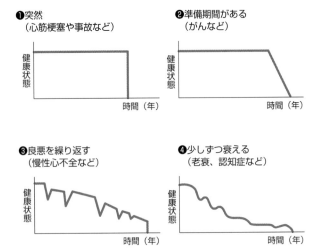

❶突然
（心筋梗塞や事故など）

健康状態 ／ 時間（年）

❷準備期間がある
（がんなど）

健康状態 ／ 時間（年）

❸良悪を繰り返す
（慢性心不全など）

健康状態 ／ 時間（年）

❹少しずつ衰える
（老衰、認知症など）

健康状態 ／ 時間（年）

　徐々に食事がとれなくなってきている、眠っている時間が長くなっているといった変化がみられ、お別れが近い状況が予測される場合には、今後、起こりうる変化を家族と共有していきます。

　万が一呼吸が止まった場合に、どこへ連絡すればよいかを事前に確認しておきます（救急車を呼ぶことは「命を救ってほしい」「病院に連れて行ってほしい」と判断されます）。

よりよい在宅医療を継続していくには

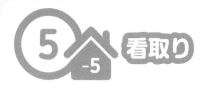

死期が近づいた人に現れる 9つのサイン

　旅立ちのときが近づくと起こる身体の変化——。どのような症状やサインが表れ、周りの人はそれにどう対応したらよいのでしょう。

　ここで紹介することがらは死が近づいただれもが体験する可能性があり、ごく自然な経過です。次に挙げる9つのサインは全員に起こるとはかぎりませんし、特に❶〜❹は順番どおりに起こるとはかぎらず、いったん収まってもまた再燃することがあります。

　在宅療養を支える人たちに事前に知ってもらうことで、最期まで穏やかに自宅で過ごすうえでの助けになると思います。とはいえ、死に直面した人を支えるのはつらいと感じることもあるでしょう。決してひとりで悩まず、不安が高まるときは医師や看護師に相談してください。

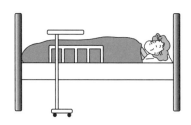

死の1週間前

サイン① 眠っている時間が長くなる

目覚めている時間がだんだん短くなり、話もしづらくなっていきます。

ほとんど眠って過ごし会話も困難になるため、家族は「何もしてあげられない」と歯がゆく思うかもしれません。何もできなくてもそばに一緒にいることが大切です。

お気に入りの音楽を流したり、家族が周りにいる生活音や話し声が本人にも聞こえたりすると、きっと安心できることでしょう。

サイン② つじつまが合わないことを言ったり、絶えず手足を動かしたり興奮したりする

病気による全身状態の悪化、環境や薬の影響などにより、脳がうまく働かなくなり、話す言葉やふるまいに一時的な混乱がみられることがあります。

目的もなくベッドから何度も起き上がろうとしたり、衣類を脱ごうとするような落ち着かない動きや、夢と現実が混じったような言動がみられ、自宅にいるにもかかわらず「家に帰る」と言ったりします。

そんなとき、本人の動きを妨げたり、仕草や行動を怖がったりしないでください。間違ったことを言っても否定しないでください。

患者さんにやさしく触ったり、静かに話しかけ、本人が安心できるようにしてください。親しい人の名前がわからないこともあるので「自分から名乗る」、昼夜がわかるように「カーテンを開ける」「室温や照明などを適切に調整す

5

よりよい在宅医療を継続していくには

る」など、本人にとって不快や不安なことを軽減するのは効果があります。それでも収まらないときは医師や看護師に相談してみてください。薬が効きすぎて悪影響を与えていないか、低酸素や発熱など苦痛が原因になっていないかみきわめて対処していきます。

サイン❸　食事摂取量がだんだん少なくなる

病気によって身体にとり入れた食べ物をうまく消化吸収できなくなります。その結果、食べる量が徐々に減っていき、まったく口にしないときも増えてきます。

　本人が食べたいものはなんでも食べさせてかまいませんし、食事を3食決まってとる必要もありません。

　食事はできなくても、栄養補助食品やアイスクリーム、氷片を好んで食べることがあります。うがいや口の中をきれいにするだけで喜ぶことも多いです。ただし、身体が衰弱してくると誤嚥しやすいこともあるので、少量ずつとらせるようにしましょう。

　食べ物や飲み物をほしがらなければ無理強いはしないでください。身体がもう食べ物を受け付けていない、最期のときが近づいているサインなのです。

　脱水が心配になるかもしれませんが、患者さんにとってはやや水分が少ない状態のほうがむしろ苦痛がやわらぐことが多いのです。点滴などで水分や栄養分を入れたとしても、身体のなかでうまく利用できずにむくみが出たり、痰が増えたり、おなかや胸に水がたまったりするなど、かえって苦痛を増やす場合が多いため、終末期における点滴は控えるべきとされています。

サイン④ **排せつのコントロールがむずかしくなる**

筋肉のゆるみにより、排尿や排便を自分でコントロールしにくくなります。水分をとる量が減り、腎臓の循環が悪くなるため、尿量は減少し濃縮された色になります。

全身の衰弱が進んでくるとトレイに行くことが困難になります。おむつを使うことはトイレ移動による体力消耗を減らし、本人の環境を清潔に保つために役立ちます。オムツにいきなり移行するのに抵抗があるようなら、ポータブルトイレやしびんを使って、ベッドサイドで排尿できるようにするとよいでしょう。

死の1、2日～数時間前

サイン⑤ **唾液や痰がたまり喉元でゴロゴロと音がしたり、苦しそうな声がもれたりする**

終末期には、唾液をうまく飲み込めなかったり、痰を吐き出す力がなくなったり、舌が喉の奥に落ち込んだりすることで、ゴロゴロ・ヒューヒューなどと呼吸が苦しそうな音を立てることがあります（死前喘鳴といいます）。

ベッドの頭部を上げたり、まくらを使って患者さんの頭を持ち上げることで喉の分泌物を逃がすことができます。患者さんの頭を横に向けて口の中にたまった分泌物が自然に流れるようにし、やさしく口の中をぬぐってください。

これらのことをしても、痰が多くて窒息するのではないかと心配なときは、医師や看護師に連絡してください。吸引器を使用して取り除くことができます。

5

よりよい在宅医療を継続していくには

サイン⑥ 手足が冷たくなり、皮膚の色が変化してくる

手足の末端が紫色になったり、冷たくなったりします（チアノーゼといいます）。

心肺機能が低下し、全身の血液の循環が悪化するためです。血圧は下がり、脈拍はゆっくり弱く不規則になります。

冷たいようなら温めてあげてください。患者さんが布団をはぎ取ってしまうようなら、軽い掛物だけにしてあげてください。

サイン⑦ 呼吸が不規則になり、数十秒ほど止まるときがある

終末期には呼吸のリズムに変化が生じ、早くなったり遅くなったり、ときには無呼吸状態が続くこともあります。

呼びかけにも反応しないような昏睡状態に陥った後、1分間に10～30秒、ときには1分以上呼吸が止まることがあり、その後、大きく深呼吸したり、呼吸リズムが不規則になったりします。そして、ゆっくり下あごが上下して口をぱくぱくするような呼吸（下顎呼吸）が生じます。これは、いよいよ死期が近づいているサインとされています。聴力は最後まで残っているといわれています。手をやさしく握りながら自然に話しかけてみてください。

死の直前、死の瞬間

サイン⑧ 呼吸が止まりそう

呼吸が止まりそうになっているのに気づいたら、声をかけながら見守ってください。

　救急車を呼ぶ必要はありません。まずは訪問医に連絡しましょう。家族に支えられての穏やかな状況であれば、慌てる必要はありません。そのままゆっくり呼吸が遠のくのを、かたわらで声をかけながら見守っていきましょう。

　もし呼吸が止まる瞬間を見届けられなくても、どうか自分を責めないでください。死は自然なもの、花びらが散る瞬間がわからないのと同じことです。むしろそこまでの過程を一緒にせいいっぱい寄り添ってこられたことこそ、かけがえのない大切な記憶となっていくでしょう。

サイン❺　呼吸が止まった

呼吸が止まっていることに気づいたら、訪問医に連絡してください。死亡診断にうかがいます。

　最も大切なのは、家族や親しい人が患者さんと最期をともに過ごすことだと思います。なかには、家族や親戚が集まって十分なお別れをしてから、死亡診断にうかがうこともあります。

死後のケア（エンゼルケア）について

　亡くなった後に行う処置をエンゼルケアといいます。エンゼルケアの目的は、チューブなどの医療用具を外し、全身をきれいに整え、患者さんや家族が望む装いや化粧を施すことです。エンゼルケアは利用中の訪問看護ステーションや葬儀社で対応することができます。葬儀社ではエンバーミングや湯かんなどのオプションサービスもあります。生前から患者さん、家族で希望を決めておくのもひとつの案です。

　訪問看護ステーションで行う場合は、ケアに家族も参加

してもらいます。病院ではかぎられた時間のなかで行いますが、自宅では時間の制限はありません。家族が患者さんの死に向き合い、心を整理するために時間をゆっくり使うことができます。

　看護師と一緒に、患者さんの思い出話をしながらケアに参加してみてください。宗教上の理由などでケア方法に意向があれば相談してください。遺族の意思が尊重されます。エンゼルケアを行うことが同時にグリーフケアになることはよくあります。お悔やみのために訪問した際、「望んでいた着物を着せてあげられてよかった」などと話していただけることはよくあります。

　私たちが経験してきたエピソードはほかにもあります。70代女性の患者さんの場合、その娘さんが自分の子どもたちに母が死にゆく姿を見せることで、死がおそれる必要のないものだと学ばせたいと考えていました。患者さんが亡くなると、孫たちはいつまでもおばあちゃんのそばを離れず、エンゼルケアに喜んで参加し、身体をふいたりクリームを全身に塗ってくれたのです。

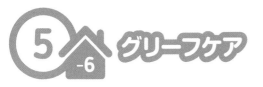

5 -6 グリーフケア

大切な人を亡くしたときに
訪れる "かなしみ"

　大切な人・愛する人の人生の終わり、臨終に立ち会ったときにわき上がる気持ち。後からどうにもならない思いが突然押し寄せてくることもあります。

　ここでは、そんな "かなしみ" についての説明と向き合い方について紹介します。

"かなしみ（グリーフ）" とは

　私たちは人生のなかでいくつもの "かなしみ（グリーフ）" と出合います。大切な人を亡くす体験はそのなかでも最大の "かなしみ" といわれています。ですから、大切な人を亡くす体験をすると、たとえ "かなしみ" を意識していたとしても、していなかったとしても、ぽっかり心に穴が空いたような、大きな喪失感に打ちのめされることが多いのです。

反応は人それぞれ

　大切な人を亡くす体験の後でも、私たちの日常は変わらず目まぐるしく過ぎていきます。心と身体は単純に適応できないため、結果的にいろいろな反応が起こることがあります。

反応	内容
ショック	頭の中が真っ白になったり、ボーッとすることが多かったり、思い出せないことがあったり、なんとなくいつもと違う状況が続くことがある
不眠	まとまりのないことが頭の中に浮かんだり、これからひとりで生きていけるのだろうかと悩んだり、今後の生活のことを考えたり、眠れなくてお酒を飲んだりすることがある
食欲の変化	味気がない、つくる意欲がなく惣菜や弁当ですませてしまう、気がついたら体重が減っていた（増えていた）、お酒ばかり飲んでしまうなどとして表れることがある
後悔	「もし○○していれば△△だったのに…」「どうしてあんなことをしてしまったのだろうか…」など、自分を責めたり、ときにだれかへの怒りになることもある
思慕	まちで似ている人を目にした、夢に現れる（または意識しているのに現れない）、思い出の品やアルバムを手にする（または封印してしまう）などとして表れることがある
無力感	集中力が続かない、以前好きだったことにも手がつかない、自己嫌悪になる、死んでしまいたいと思う、逆に無力感を隠すために旅行や予定を多く入れ、過活動になるなどとして表れることがある

"かなしみ"は病気ではありません。だれにでも起こる気持ちです。ただ、反応は人それぞれであり、決まった経過はありません。日によって感じ方も変わりますし、なかには1年以上経ってから反応が起きる人もいます。大切なことは、自分の"かなしみ"をほかの人と比べないことです。

 ## グリーフケアは"かなしみ"へのケア

"かなしみ"と向き合おうとする人への支援として「グリーフケア」というものがあります。

- 理解してくれる人と話したい
- ほかの人は悲しいときどうしているのか知りたい
- どうやったらこの苦しさが終わるのか教えてほしい

　大切な人を亡くす体験を経た人からこんな言葉を耳にすることがあります。これは"かなしみ"と向き合おうとしているからこそ出てくる言葉です。"かなしみ"をどこかにしまっておきたい人、いつも"かなしみ"とともにありたい人――。

　"かなしみ"との向き合い方は千差万別。グリーフケアを通じて、自分なりの"かなしみ"との向き合い方を見つけられるかもしれません。

それぞれのグリーフケアのかたち

　私たちは、患者さんが亡くなった後もお悔やみ訪問や遺族会運営などを通じて、多くの遺族から"かなしみ"の話をうかがってきました。私たちが実際に話をうかがった遺族それぞれのグリーフケアを紹介します。

ケース❶　身近な人のサポート

70歳代の男性は、妻が亡くなってから食事をするのもおっくうで、いつの間にか何もかもがどうでもよくなっていました。あるとき、子どもから「お母さんがいなくて私も寂しいんだよ」と言われたそうです。悲しんでいるのは自分だけではなかったことに気づいたとき、救われた気がしたといいます。

5

よりよい在宅医療を継続していくには

50歳代の女性。長年、2人で暮らしてきた母親が亡くなってから、唯一の息抜きだった友人とのおしゃべりもする気にならず、何を食べても味気ないと感じていました。そんな彼女を気づかった友人が遺族会を紹介してくれたそうです。最初は渋々出席していましたが、遺族会で「これ、お母さんと2人で食べて」とお菓子を手渡されたとき、涙が止まりませんでした。

40歳代の女性。14歳の子どもが亡くなってからずいぶん経ったころ、周囲から「眠れていないんじゃないの?」と言われて初めて、自分が不眠であることに気がついたといいます。周囲のすすめで受診し、精神安定薬を処方されました。しばらくして眠れるようになったころ、急に涙が止まらなくなることがあったそうです。睡眠とともに "かなしみ" の涙も閉じ込めていたことに気がついた瞬間だったのです。

　後悔や自責の思いだけでなく、やりきった思い、感謝など、反応は人それぞれです。ただ、多くの遺族は自分の体験を語り直したり、ほかの人の体験に耳を傾けたりしながら、自分なりの "かなしみ" との向き合い方を見つけようとしていました。

　桜新町アーバンクリニックでは2017年より遺族会「語らいの場 "こかげカフェ"」を開催しています。毎回、少人数でアットホームに行っており、「がんの妻を看取った男性」に限定してご招待したこともあります。

　こかげカフェでは遺族のみなさんどうしや、スタッフもまじえて、お茶を飲みながら「思い出」や「今」を誰かと比べずにざっくらばらんに語り合います。

　「自分のようなつらい思いをしている人がほかにもいるとわかってよかった」「妻まかせだった家事などの日常生活の情報交換ができた」「ほかの人が遺品をどうしている

か話ができた」など、さまざまな気づきが得られたとの声が寄せられています。今後も不定期ではありますが開催していく予定です。

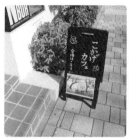
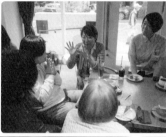

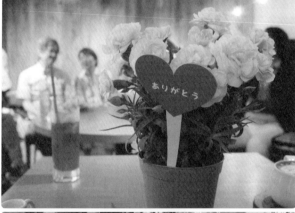

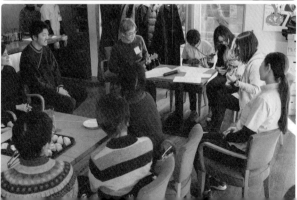

さくいん
Index

225

八行

おわりに
Conclusion

　本書を手に取り、最後までお読みいただきありがとうございました。振り返ってみれば、今回の書籍出版にあたりキックオフミーティングを行ったのが2019年11月末のことでした。桜新町アーバンクリニック在宅医療部に編集担当の方々をお招きし、書籍プロジェクトのメンバー十数人でテーブルを囲んで、さまざまなアイデアを出し合ったことを覚えています。その後、私たちは新型コロナウイルス感染症パンデミックの大きな渦に巻き込まれ、そして全世界の人たちは現在もなお渦中にいます。その影響を受けて本書の発行は延期、プロジェクトも休止と再開を経て、今回ようやく出版の運びとなりました。

　編集担当の方々には、さまざまなわがままを聞いていただきました。また、写真掲載にご協力いただいたみなさまにも感謝申し上げます。最後に、管理栄養士の波多野桃さんには多大なる尽力を賜りました。

　当部は約10年にわたり、世田谷区で在宅医療に携わってきました。そのなかで出会った患者さん・ご家族からの学びが本書に散りばめられています。新たに在宅医療を始める方、コロナ禍において多くの病院で面会禁止となり、「会えなくなるくらいなら」と不安を抱えながらも在宅医療を選ぶ方。本書がそんな多くの方の手に届き、在宅医療への理解がより深まることを願っています。在宅医療を通じて起こる数々のドラマはここには書ききれませんでしたが、実際に体験してぜひ味わっていただければと思います。

　　　　　　　　（編著者を代表して）淺野千恵、村上典由

編著者紹介 (五十音順)
Editor's Introduction

淺野 千恵

看護師。患者さんの
人生の一部をともに
して多くを学ばせて
もらう毎日です

大須賀悠子

薬剤師。患者さんの
ために多職種のプロ
たちと知恵を尽くせ
る現場です

尾山 直子

看護師。多様な人生
や生き方と出会える
在宅医療の現場が好
きです

國居 早苗

看護師。その人らし
さを尊重し、笑顔に
なれる存在でありた
い

五味 一英

医師。病いとともに
生きる人々のよき伴
走者でありたいと思
います

坂詰 大輔

看護師。生活のなか
で、喜びも悲しみも
支える在宅医療をめ
ざします

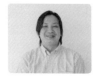

佐藤 雅剛

ケアマネジャー。人
それぞれの価値観を
尊重した暮らしの実
現を支えます

染野 良子

社会福祉士・精神保
健福祉士。病院から
在宅へ安心安全に渡
れる橋を築きたい

遠矢純一郎

医師。最期まで自宅
で暮らす当たり前の
喜びにかかわれるこ
とに感謝

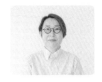

村上 典由

事務。在宅医療の裏
方としてこれからも
専門職のみんなを支
えていきます

村上 玲子

看護師。ひとつひと
つの言葉を大切に
「私らしい日々」を支
えていきたいです

村島久美子

作業療法士。「自分
らしい生活」に寄り
添える在宅医療をと
もに支えます

施設紹介
Facility Introduction

医療法人社団プラタナス
桜新町アーバンクリニック

外来、在宅医療、訪問看護、介護保険サービスを通じ、患者さんとご家
族の健康を総合的、継続的に守る「家庭医」をめざす桜新町アーバンクリ
ニックの在宅医療部門。幅広く専門性の高いチーム医療を行っている。機
能強化型在支診(連携型・病床あり)、在宅緩和ケア充実診療所。在宅看
取り率も高い。「認知症在宅生活サポートセンター(世田谷区受託)」など
地域連携活動も多数。

院長：遠矢純一郎
http://www.sakura-urban.jp/
外来／デイサービス：
東京都世田谷区新町3-21-1 さくらウェルガーデン2F
在宅医療部／ナースケア・プランニング：
東京都世田谷区用賀2-15-5 朝日生命用賀ビル2F
ナースケア・ステーション／ナースケア・リビング世田谷中町：
東京都世田谷区中町5-9-9 コミュニティプラザ4F

- 表紙デザイン ………… 釣巻デザイン室
- 表紙イラスト ………… 加藤マカロン
- 本文デザイン／DTP …… 蠣崎 愛
- 本文イラスト ………… 安藤しげみ
- 撮影 ………………… 尾山直子（桜新町アーバンクリニック）
- 編集協力 ……………… 佐藤嘉宏

【ポケット介護】
［みんなで支える］
在宅医療
「その人らしさ」に寄り添い、
地域での暮らしを支援

2021年10月7日　初版　第1刷発行

本書の内容に関するご質問は書面または弊社ホームページからお問い合わせください。

【書面の宛先】
〒162-0846
東京都新宿区市谷左内町
21-13
株式会社技術評論社
書籍編集部
『【ポケット介護】
在宅医療』係
【URL】
https://gihyo.jp/book

編著者　桜新町アーバンクリニック　在宅医療部

発行者　片岡　巖

発行所　株式会社　技術評論社
　　　　東京都新宿区市谷左内町21-13
　　　　電話　03-3513-6150　販売促進部
　　　　　　　03-3513-6166　書籍編集部

印刷／製本　日経印刷株式会社

定価は表紙に表示してあります。

ISBN978-4-297-12335-2　C2047

Printed in Japan